EMBRIOLOGIA FUNDAMENTAL

GLÁUCIO DIRÉ FELICIANO

EMBRIOLOGIA FUNDAMENTAL

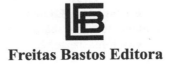

Freitas Bastos Editora

Copyright © 2024 by Gláucio Diré Feliciano

Todos os direitos reservados e protegidos pela Lei 9.610, de 19.2.1998.
É proibida a reprodução total ou parcial, por quaisquer meios, bem como a produção de apostilas, sem autorização prévia, por escrito, da Editora.

Direitos exclusivos da edição e distribuição em língua portuguesa:
Maria Augusta Delgado Livraria, Distribuidora e Editora

Direção Editorial: Isaac D. Abulafia
Gerência Editorial: Marisol Soto
Diagramação e Capa: Madalena Araújo

Dados Internacionais de Catalogação na Publicação (CIP) de acordo com ISBD

F314e	Feliciano, Gláucio Diré
	Embriologia Fundamental / Gláucio Diré Feliciano. - Rio de Janeiro, RJ : Freitas Bastos, 2023.
	316 p. : 15,5cm x 23cm.
	ISBN: 978-65-5675-356-0
	1. Embriologia. I. Título.
2023-3464	CDD 612.64
	CDU 612.64

Elaborado por Vagner Rodolfo da Silva - CRB-8/9410

Índice para catálogo sistemático:
1. Embriologia 612.64
2. Embriologia 612.64

Freitas Bastos Editora
atendimento@freitasbastos.com
www.freitasbastos.com

PREFÁCIO

É com grande entusiasmo que prefacio a obra didática intitulada *Embriologia Fundamental*, fruto da minha trajetória como professor dedicado e apaixonado pelos conteúdos pertinentes à morfologia humana. Ao longo de duas décadas de imersão no âmbito da docência e da pesquisa no universo acadêmico, estou em consolidação da minha *expertise*, transformando a minha vivência em uma obra que se propõe a servir como um guia essencial para os alunos do ciclo básico dos cursos de graduação na área de Ciências da Saúde.

Espero que este livro possa representar uma contribuição significativa para o entendimento da embriologia, um campo fundamental que lança as bases para a compreensão profunda da formação e desenvolvimento do ser humano. Desejo que o leitor consiga captar o que cada capítulo deste livro se predispõe a transmitir, quanto ao conhecimento de maneira didática e acessível, tornando a complexidade do tema mais palatável aos estudantes.

Ao longo das páginas desta obra, os leitores serão conduzidos por uma jornada cativante, explorando os intricados processos que regem a formação do organismo humano desde as fases embrionárias iniciais. A abordagem pedagógica adotada, inspirada também pela minha jornada como estudante, ainda na graduação e na pós-graduação, fascinado pelas aulas de embriologia que tive a oportunidade de experienciar com professores encantadores, revela-se como um farol para aqueles que buscam compreender não apenas os eventos morfológicos, mas também a relevância clínica desses fenômenos no contexto da prática profissional.

A elaboração textual visou aliar a teoria à prática, proporcionando aos estudantes uma visão abrangente e integrada da embriologia humana. Cada capítulo foi cuidadosamente elaborado, abordando os conceitos fundamentais de maneira sequencial e contextualizada. Desta forma, *Embriologia Fundamental* se destaca como uma ferramenta colaboradora para o aprendizado significativo, visando contribuir para o preparo dos futuros profissionais da área da saúde, auxiliando-os a lidar com os desafios e as complexidades que enfrentarão em suas carreiras.

Neste prefácio celebro não apenas o conteúdo sob a perspectiva pedagógica deste livro, mas também a dedicação incansável e prazerosa em fornecer uma fonte confiável e abrangente para àqueles que se interessem em desenvolver e aprimorar os estudos nessa fantástica área da Biologia, confiantes de que encontrarão neste livro não apenas um guia, mas um companheiro fiel ao longo de suas jornadas acadêmicas e profissionais.

APRESENTAÇÃO

É com grande entusiasmo e profundo respeito pela complexidade da vida que apresentamos o livro *Embriologia Fundamental*. Esta obra é fruto do comprometimento e da paixão por uma Ciência fabulosa, relacionada com o desvendar os intricados processos que moldam o início da existência

A embriologia, ciência que investiga o desenvolvimento dos organismos desde a concepção até a formação completa, é uma disciplina que encerra em si mesma o fascínio pela vida. Este livro tem como objetivo proporcionar aos leitores uma compreensão abrangente e atualizada dos princípios fundamentais que regem o desenvolvimento embrionário, consolidando décadas de pesquisa e descobertas científicas.

A partir da interação com as páginas de *Embriologia Fundamental*, os leitores serão guiados por uma imersão admirável que se inicia nas primeiras fases da concepção e se desdobra até a intricada formação dos órgãos e sistemas do organismo em desenvolvimento. Neste percurso, destacamos não apenas os eventos moleculares e celulares, mas também as implicações clínicas e as aplicações práticas desses conhecimentos.

Os capítulos deste livro abordam temas essenciais, desde a fertilização até o momento mágico do nascimento, explorando os mecanismos genéticos, as interações celulares, os fatores ambientais e as inúmeras variáveis que influenciam o destino de uma única célula até a complexidade de um organismo multicelular.

A linguagem acessível e as ilustrações envolventes buscam tornar a embriologia, não apenas um campo de estudo, mas uma história fascinante que revela a maravilha da vida em constante formação. Estendemos nossa gratidão aos estudantes, educadores e profissionais da saúde que buscam aprofundar seus conhecimentos nesta área crucial da biologia.

Que este livro seja uma fonte inspiradora de conhecimento, despertando a curiosidade e a admiração pela beleza intricada e surpreendente da embriologia. Que ele sirva como um guia confiável para aqueles que buscam compreender não apenas como a vida começa, mas também como ela se desenrola em uma harmonia complexa de eventos.

Ao iniciar esta jornada pelo mundo da embriologia, convidamos os leitores a explorarem os mistérios da vida em desenvolvimento, aprofundando-se nas páginas de *Embriologia Fundamental*. Que este livro seja uma ferramenta valiosa para a compreensão de um dos mais notáveis fenômenos da natureza: o milagre da vida que se desdobra, célula por célula, em uma sinfonia magnífica e única.

Boa leitura!

SUMÁRIO

CAPÍTULO 1
O APARELHO REPRODUTOR MASCULINO: ESTRUTURAS E FUNÇÕES 21
- 1.1 Testículos 21
- 1.2 Epidídimos 21
- 1.3 Ducto deferente 22
- 1.4 Vesículas seminais 22
- 1.5 Próstata 22
- 1.6 Glândulas bulbouretrais 22
- 1.7 Uretra 23
  - Conclusão 23

CAPÍTULO 2
PRODUÇÃO DE ESPERMATOZOIDES E REGULAÇÃO HORMONAL NO SISTEMA REPRODUTOR MASCULINO 25
- 2.1 Espermatogênese 25
- 2.2 Regulação Hormonal 26

CAPÍTULO 3
O APARELHO REPRODUTOR FEMININO: ESTRUTURAS E FUNÇÕES 29
- 3.1 Ovários 29
- 3.2 Tubas uterinas (trompas de Falópio) 29
- 3.3 Útero 30
- 3.4 Vagina 30
- 3.5 Vulva 31

CAPÍTULO 4
CICLO MENSTRUAL E MUDANÇAS HORMONAIS 33
- 4.1 Fases do ciclo menstrual 33
- 4.2 Mudanças hormonais 34

CAPÍTULO 5
OVULOGÊNESE: A FORMAÇÃO DO OVÓCITO E SUA MATURAÇÃO 37
- 5.1 Formação do ovócito 37
- 5.2 Maturação do ovócito 38
- 5.3 Regulação hormonal na ovulogênese 39

CAPÍTULO 6
COMPARAÇÃO ENTRE OVULOGÊNESE E ESPERMATOGÊNESE: PROCESSOS DE FORMAÇÃO DE GAMETAS FEMININOS E MASCULINOS 41
- 6.1 Localização 41
- 6.2 Células envolvidas 42
- 6.3 Duração e quantidade de gametas produzidos 42
- 6.4 Tamanho e função dos gametas 43

CAPÍTULO 7
FECUNDAÇÃO: A UNIÃO DOS GAMETAS FEMININO E MASCULINO 45
- 7.1 Encontro dos gametas 45
- 7.2 Penetração do óvulo 46
- 7.3 Formação do zigoto 47
- 7.4 Implantação no útero 48
- 7.5 Desenvolvimento embrionário 48

CAPÍTULO 8
DETERMINAÇÃO DO SEXO: GENÉTICA E DESENVOLVIMENTO SEXUAL 51
- 8.1 Cromossomos Sexuais 51
- 8.2 Desenvolvimento dos Órgãos Sexuais 52
- 8.3 Hormônios Sexuais 52
- 8.4 Variações Genéticas e Intersexuais 52
- 8.5 Influência Ambiental 53

CAPÍTULO 9
BLOQUEIO À POLISPERMIA NA FERTILIZAÇÃO 57
- 9.1 Bloqueio à Polispermia 57
  - Conclusão 58

CAPÍTULO 10
A PRIMEIRA SEMANA DO DESENVOLVIMENTO
EMBRIONÁRIO E A FORMAÇÃO DA MÓRULA 65

    10.1   Segmentação do Zigoto 65
    10.2   Morulação 65
            Conclusão 66

CAPÍTULO 11
A CONVERSÃO DA MÓRULA EM BLÁSTULA
DURANTE O DESENVOLVIMENTO EMBRIONÁRIO 69

    11.1   Cavitação 69
    11.2   Formação do Blastocisto 69
            Conclusão 70

CAPÍTULO 12
A SEGUNDA SEMANA DO DESENVOLVIMENTO
EMBRIONÁRIO: NIDAÇÃO, FORMAÇÃO DO DISCO
EMBRIONÁRIO BILAMINAR E INÍCIO DA GASTRULAÇÃO 73

    12.1   Implantação 73
    12.2   Chegada ao Útero 74
    12.3   Implantação e Estabelecimento da Gravidez 75
    12.4   Formação do Disco Embrionário Bilaminar 75
    12.5   Início da Gastrulação 76
            Conclusão 77

CAPÍTULO 13
FORMAÇÃO DO DISCO EMBRIONÁRIO BILAMINAR:
ESTABELECENDO AS CAMADAS GERMINATIVAS 79

    13.1   Estrutura do Disco Embrionário Bilaminar 79
    13.2   Epiblasto 79
    13.3   Hipoblasto 80
    13.4   Diferenciação e Formação dos Tecidos 80
            Conclusão 81

CAPÍTULO 14
FORMAÇÃO DA LINHA PRIMITIVA E SEUS DERIVADOS: ESTABELECENDO O EIXO DE ORIENTAÇÃO DO EMBRIÃO... 85

14.1 Formação da Linha Primitiva 85
     Conclusão 87

CAPÍTULO 15
A TERCEIRA SEMANA DO DESENVOLVIMENTO EMBRIONÁRIO E A GASTRULAÇÃO: ESTABELECENDO AS CAMADAS GERMINATIVAS 89

15.1 Gastrulação 91
15.2 Formação dos Folhetos Germinativos 92
15.3 Formação do Mesênquima Origem e Função na Embriogênese 93
     Conclusão 95

CAPÍTULO 16
A QUARTA SEMANA DO DESENVOLVIMENTO EMBRIONÁRIO: FORMAÇÃO DOS PRINCIPAIS SISTEMAS E INÍCIO DA ORGANOGÊNESE 97

16.1 Desenvolvimento do Sistema Nervoso 97
16.2 Desenvolvimento do Sistema Cardiovascular 98
16.3 Desenvolvimento do Sistema Digestivo 98
16.4 Desenvolvimento do Sistema Urogenital 98
16.5 Desenvolvimento dos Membros 98
     Conclusão 99

CAPÍTULO 17
NEURULAÇÃO E FORMAÇÃO DO TUBO NEURAL: A BASE DO SISTEMA NERVOSO 101

17.1 Indução e Organização Inicial 101
17.2 Elevação e Dobramento do Tubo Neural 101
17.3 Diferenciação Regional do Tubo Neural 102
17.4 Formação dos Derivados do Tubo Neural 102
17.5 Importância do Tubo Neural 102
     Conclusão 103

CAPÍTULO 18
DESENVOLVIMENTO DO TUBO NEURAL: A CONSTRUÇÃO DO SISTEMA NERVOSO CENTRAL 105

- 18.1 Indução do Tubo Neural 105
- 18.2 Formação do Sulco Neural 105
- 18.3 Diferenciação Regional do Tubo Neural 106
- 18.4 Fechamento do Tubo Neural 106
- 18.5 Diferenciação Celular e Formação dos Derivados do Tubo Neural 106
  - Conclusão 107

CAPÍTULO 19
DESENVOLVIMENTO E IMPORTÂNCIA DAS CRISTAS NEURAIS: A VERSATILIDADE DAS PRECURSORAS DE TECIDOS 109

- 19.1 Origem e Migração das Cristas Neurais 109
- 19.2 Diferenciação em Diferentes Tecidos 109
- 19.3 Formação do Sistema Nervoso Periférico 110
- 19.4 Contribuição para a Formação da Cabeça e do Rosto 110
- 19.5 Papel na Formação do Sistema Cardiovascular 110
- 19.6 Importância Clínica 111
  - Conclusão 111

CAPÍTULO 20
DOBRAMENTO E FECHAMENTO DO EMBRIÃO: UMA DANÇA COREOGRAFADA DE TRANSFORMAÇÕES 115

- 20.1 Período de Dobramento Cefalocaudal 115
- 20.2 Período de Dobramento Transversal 115
- 20.3 Fechamento do Tubo Neural 116
- 20.4 Fechamento da Parede Corporal 116
- 20.5 Importância dos Eventos de Dobramento e Fechamento 117
  - Conclusão 117

CAPÍTULO 21
ORGANOGÊNESE NO EMBRIÃO: OS ESTÁGIOS DA FORMAÇÃO DOS ÓRGÃOS 121

- 21.1 Estágio do Embrião Trilaminar 121
- 21.2 Período de Embriogênese Primária 121

21.3 Período de Embriogênese Secundária 122
21.4 Estágio Fetal 122
21.5 Padrões e Sinalização Molecular 122
21.6 Importância Clínica 123
Conclusão 123

CAPÍTULO 22
DESENVOLVIMENTO EMBRIONÁRIO: PRINCIPAIS EVENTOS ENTRE A QUINTA E A OITAVA SEMANAS 125

22.1 Estabelecimento dos Sistemas e Órgãos Fundamentais 125
22.2 Desenvolvimento dos Membros 125
22.3 Diferenciação do Sistema Reprodutor 126
22.4 Formação dos Tecidos e Órgãos Especializados 126
22.5 Desenvolvimento do Sistema Circulatório 126
22.6 Interações Celulares e Sinalização Molecular 127
Conclusão 127

CAPÍTULO 23
PLACENTA E PLACENTAÇÃO: RELAÇÕES MATERNO-FETAIS E O PAPEL ESSENCIAL DA PLACENTA 129

23.1 Formação da Placenta 129
23.2 Placentação 129
23.3 Funções da Placenta 130
23.4 Relações Materno-Fetais 130
23.5 Hormônios Placentários 130
23.6 Barreiras Placentárias e Transferência de Substâncias 131
Conclusão 133

CAPÍTULO 24
DESTINO DOS ANEXOS FETAIS: A EVOLUÇÃO E A FUNÇÃO DOS ANEXOS DURANTE O DESENVOLVIMENTO EMBRIONÁRIO 135

24.1 O alantoide 135
24.2 O Saco Vitelínico 137
24.3 O Âmnio 137

24.4 O Córion..137
24.5 A Placenta...138
24.6 O Cordão Umbilical..138
     Conclusão..138

CAPÍTULO 25
ANOMALIAS DO DESENVOLVIMENTO 141
25.1 Fatores Genéticos e Hereditários........................143
25.2 Fatores Ambientais e Teratógenos......................143
25.3 Fatores Nutricionais..143
25.4 Fatores Infecciosos...144
25.5 Fatores Hormonais e Metabólicos.......................144
25.6 Fatores Mecânicos..144
25.7 Anomalias Cardíacas..145
25.8 Anomalias Craniofaciais.......................................145
25.9 Anomalias do Sistema Nervoso...........................146
25.10 Anomalias Genitourinárias...................................146
25.11 Anomalias Esqueléticas.......................................146
25.12 Anomalias Cromossômicas..................................147
25.13 Diagnóstico..147
25.14 Avaliação clínica...148
25.15 Tratamento..148
25.16 Aconselhamento genético e apoio psicossocial...149

CAPÍTULO 26
DESENVOLVIMENTO EMBRIONÁRIO DO SISTEMA TEGUMENTAR 153
26.1 Formação do Epitélio Ectodérmico.....................153
26.2 Formação do Placode Neural..............................153
26.3 Diferenciação da Epiderme.................................154
26.4 Formação dos Anexos Cutâneos........................154
26.5 Desenvolvimento das Glândulas Sudoríparas...154
26.6 Formação das Glândulas Sebáceas...................155
26.7 Desenvolvimento dos Folículos Pilosos..............155
26.8 Diagnóstico e Tratamento de Anomalias do
     Desenvolvimento..155
     Conclusão..156

CAPÍTULO 27
DESENVOLVIMENTO EMBRIONÁRIO DOS MEMBROS SUPERIORES E INFERIORES 157

- 27.1 Desenvolvimento dos Membros Superiores 157
- 27.2 Desenvolvimento dos Membros Inferiores 158
- 27.3 Diagnóstico e Tratamento de Anomalias dos Membros 160
- 27.4 Um enfoque no desenvolvimento Embrionário dos Membros Superiores 160
- 27.5 Desenvolvimento das Estruturas Específicas do Membro Superior 162
- 27.6 Um enfoque no desenvolvimento Embrionário dos Membros Inferiores 163
- 27.7 Desenvolvimento das Estruturas Específicas do Membro Inferior 165
- 27.8 Rotação Embrionária dos Membros Superiores e Inferiores 166
- Conclusão 168

CAPÍTULO 28
DESENVOLVIMENTO EMBRIONÁRIO DA COLUNA VERTEBRAL 173

- 28.1 Formação dos Somitos 173
- 28.2 Diferenciação dos Somitos 173
- 28.3 Segmentação e Diferenciação das Vértebras 174
- 28.4 Desenvolvimento dos Discos Intervertebrais 175
- 28.5 Ossificação da Coluna Vertebral 175
- 28.6 Desenvolvimento dos Ligamentos e Estruturas Adjacentes 175
- Conclusão 176

CAPÍTULO 29
EMBRIOLOGIA DO SISTEMA MUSCULAR 179

- 29.1 Origem das Células Musculares 179
- 29.2 Diferenciação dos Mioblastos 179
- 29.3 Formação dos Miótomos 180
- 29.4 Desenvolvimento dos Músculos dos Membros 180
- 29.5 Desenvolvimento dos Músculos do Tronco 180
- 29.6 Inervação Muscular 180

29.7	Formação dos Tendões	181
29.8	Formação Embrionária da Musculatura Lisa	181
29.9	A origem embrionária do tecido muscular estriado esquelético	183
29.10	A origem embrionária do tecido muscular estriado cardíaco	184
	Conclusão	186

CAPÍTULO 30
EMBRIOLOGIA DOS ARCOS FARÍNGEOS E FORMAÇÃO DA FACE 189

30.1	Origem dos Arcos Faríngeos	189
30.2	Desenvolvimento dos Arcos Faríngeos	189
30.3	Formação dos Componentes da Face	190
30.4	Desenvolvimento do Palato	190
30.5	Importância dos Arcos Faríngeos para a Face	190
30.6	Fatores Genéticos e Ambientais	190
30.7	Desenvolvimento da Face no Contexto Evolutivo	191
30.8	Derivados dos Arcos Faríngeos e Nervos Cranianos Associados	191
30.9	Membranas Faríngeas, Bolsas Faríngeas e Derivados	194
30.10	Considerações mais detalhadas sobre os derivados das Bolsas Faríngeas	196
30.11	Os processos faciais	197
30.12	O estomodeu.	199
	Conclusão	200

CAPÍTULO 31
PALATOGÊNESE – DESENVOLVIMENTO DO PALATO 205

31.1	Palato Primário	205
31.2	Palato Secundário	205
31.3	Fenda Palatina	206
31.4	Mecanismos Moleculares	206
31.5	Anomalias Palatinas	206
	Conclusão	208

CAPÍTULO 32
FORMAÇÃO EMBRIONÁRIA DOS DENTES 211

- 32.1 Origem dos Dentes 211
- 32.2 Desenvolvimento dos Tecidos Dentários 211
- 32.3 Fases do Desenvolvimento Dentário 212
- 32.4 Erupção Dentária 212
- Conclusão 212

CAPÍTULO 33
DESENVOLVIMENTO EMBRIONÁRIO DO CORAÇÃO 215

- 33.1 Origem e Formação do Coração 215
- 33.2 Desenvolvimento das Câmaras Cardíacas 216
- 33.3 Formação das Valvas e Septos Cardíacos 216
- 33.4 Um foco na formação embrionária do coração. 216
- 33.5 O dobramento do coração. 218
- 33.6 A septação do coração. 220
- 33.7 Desenvolvimento dos Vasos Sanguíneos e Circulação Fetal 222
- Conclusão 224

CAPÍTULO 34
EMBRIOLOGIA DOS VASOS ARTERIAIS 229

- 34.1 Formação dos vasos sanguíneos 229
- 34.2 Desenvolvimento das artérias principais 229
- 34.3 Septação arterial 230
- 34.4 A artéria aorta 230
- Conclusão 232

CAPÍTULO 35
DESENVOLVIMENTO EMBRIONÁRIO DOS VASOS VENOSOS 235

- 35.1 Formação dos vasos venosos 235
- 35.2 Principais vasos venosos embrionários 235
- 35.3 Desenvolvimento das veias cardinais 236
- 35.4 A formação da veia cava 236
- 35.5 Formação da veia cava superior 239
- Conclusão 240

CAPÍTULO 36
FORMAÇÃO EMBRIOLÓGICA DO SISTEMA LINFÁTICO 247

- 36.1 Desenvolvimento do Sistema Linfático 247
- 36.2 Desenvolvimento do ducto torácico e do ducto linfático direito 248
- 36.3 Formação dos capilares linfáticos 248
- 36.4 A formação dos gânglios linfáticos 249
- Conclusão 250

CAPÍTULO 37
DESENVOLVIMENTO DO SISTEMA RESPIRATÓRIO 253

- 37.1 Embriogênese do Sistema Respiratório 253
- 37.2 Diferenciação e Crescimento do Sistema Respiratório 254
- 37.3 Vascularização e Suprimento Sanguíneo 255
- 37.4 Mudanças Pós-Natais 255
- Conclusão 255

CAPÍTULO 38
DESENVOLVIMENTO EMBRIONÁRIO DO SISTEMA DIGESTÓRIO 259

- 38.1 Origem e Formação Inicial 259
- 38.2 Formação do Tubo Gastrointestinal 260
- 38.3 Desenvolvimento das Glândulas Anexas 261
- 38.4 A formação do esôfago e do estômago 265
- 38.5 Desenvolvimento Vascular e Inervação 267
- 38.6 Maturação Pós-Natal 267
- 38.7 A formação dos intestinos 268
- 38.8 A formação do fígado e do pâncreas 270
- 38.9 A formação embrionária dos ligamentos mesentérios do sistema digestório 272
- Conclusão 273

CAPÍTULO 39
DESENVOLVIMENTO EMBRIONÁRIO DO
SISTEMA URINÁRIO 281

    39.1   Indução do Sistema Urinário 281
    39.2   Formação dos Rins Pronefróticos 281
    39.3   Formação dos Rins Mesonéfricos 282
    39.4   Formação dos Rins Metanéfricos 283
           Conclusão 283

CAPÍTULO 40
DESENVOLVIMENTO EMBRIONÁRIO DAS GÔNADAS 291

    40.1   Indução das Gônadas 291
    40.2   Desenvolvimento das Gônadas Masculinas 292
    40.3   Desenvolvimento das Gônadas Femininas 292
           Conclusão 293

CAPÍTULO 41
DESENVOLVIMENTO EMBRIONÁRIO DO
SISTEMA SENSORIAL 299

    41.1   Desenvolvimento do Sistema Visual 299
    41.2   Desenvolvimento do Sistema Auditivo 300
    41.3   Desenvolvimento do Sistema Somatossensorial 301
           Conclusão 301

BIBLIOGRAFIA 313

CAPÍTULO 1
O APARELHO REPRODUTOR MASCULINO: ESTRUTURAS E FUNÇÕES

O aparelho reprodutor masculino é responsável pela produção, armazenamento e transporte dos espermatozoides, células sexuais masculinas que são essenciais para a reprodução. Ele é composto por diversas estruturas que desempenham papéis específicos nesse processo complexo. Neste capítulo, exploraremos as principais estruturas e funções do aparelho reprodutor masculino.

1.1 TESTÍCULOS

Os testículos são as glândulas reprodutoras masculinas responsáveis pela produção dos espermatozoides e pela síntese de hormônios sexuais, como a testosterona. Eles são encontrados no escroto, uma bolsa de pele localizada fora do corpo, que ajuda a manter a temperatura adequada para a produção de espermatozoides.

1.2 EPIDÍDIMOS

Os epidídimos são estruturas em forma de tubo localizadas atrás de cada testículo. Sua principal função é armazenar, amadurecer e transportar os espermatozoides produzidos nos testículos. Durante o processo de amadurecimento, os espermatozoides adquirem a capacidade de se locomoverem e fertilizarem um óvulo.

1.3 DUCTO DEFERENTE

O ducto deferente é um tubo muscular que se estende a partir de cada epidídimo até a uretra. Sua função é transportar os espermatozoides do epidídimo para a uretra, durante a ejaculação. Ele também armazena os espermatozoides temporariamente, caso a ejaculação não ocorra imediatamente.

1.4 VESÍCULAS SEMINAIS

As vesículas seminais são glândulas localizadas perto da base da bexiga. Elas produzem um fluido viscoso e rico em nutrientes conhecido como líquido seminal, que representa a maior parte do volume do sêmen ejaculado. O líquido seminal fornece energia aos espermatozoides e ajuda a neutralizar a acidez da uretra e do trato vaginal.

1.5 PRÓSTATA

A próstata é uma glândula do tamanho de uma noz, localizada abaixo da bexiga e na frente do reto. Ela produz um líquido alcalino, chamado de secreção prostática, que constitui uma parte importante do sêmen. A secreção prostática auxilia na liquefação do líquido seminal, facilitando a mobilidade dos espermatozoides.

1.6 GLÂNDULAS BULBOURETRAIS

Também conhecidas como glândulas de Cowper, as glândulas bulbouretrais são pequenas glândulas localizadas abaixo da próstata. Elas produzem um líquido lubrificante transparente, chamado de líquido pré-ejaculatório, que é liberado antes da ejaculação. Esse líquido ajuda a neutralizar resquícios ácidos na uretra e a lubrificar o canal uretral para a passagem dos espermatozoides.

1.7   URETRA

A uretra é um canal que percorre o interior do pênis e tem duas funções distintas. Durante a micção, ela transporta a urina da bexiga para o exterior do corpo. Durante a ejaculação, a uretra também serve como um canal de passagem para o sêmen, levando os espermatozoides para fora do corpo.

CONCLUSÃO

Em conjunto, essas estruturas do aparelho reprodutor masculino trabalham em sinergia para produzir, armazenar e transportar os espermatozoides, além de contribuir para a composição do sêmen ejaculado. A fertilização do óvulo só é possível com a participação adequada e funcional de todas essas estruturas.

Em relação às principais estruturas e funções do aparelho reprodutor masculino, cada componente desempenha um papel crucial no processo de reprodução e é necessário para garantir a fertilidade masculina. No próximo capítulo, abordaremos o processo de produção de espermatozoides e a regulação hormonal envolvida no sistema reprodutor masculino.

Figura 1: Aparelho reprodutor masculino

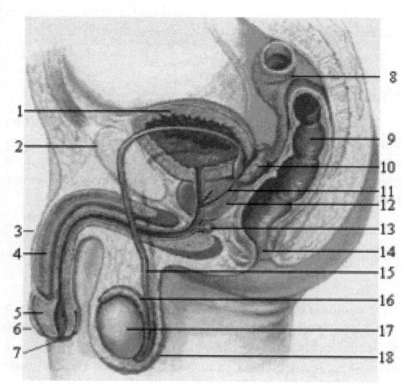

A figura destaca o aparelho reprodutor masculino, bem como os órgãos próximos, observe nas indicações numéricas: 1- Bexiga; 2- Osso púbico; 3- Pénis; 4- Corpo cavernoso; 5- Glande; 6- Prepúcio; 7- Abertura uretral; 8- Cólon sigmoide; 9- Reto; 10- Vesícula seminal; 11- Conduto ejaculador; 12- Próstata; 13- Glândula de Cowper (glândula bulbouretral); 14- Ânus; 15- Vaso deferente; 16- Epidídimo; 17- Testículo; 18- Escroto. (https://pt.wikipedia.org/wiki/Aparelho_reprodutor_masculino).

CAPÍTULO 2
PRODUÇÃO DE ESPERMATOZOIDES E REGULAÇÃO HORMONAL NO SISTEMA REPRODUTOR MASCULINO

A produção de espermatozoides, também conhecida como espermatogênese, é um processo vital no sistema reprodutor masculino. Ela ocorre nos testículos e é regulada por um complexo sistema hormonal. Neste capítulo, vamos explorar em detalhes o processo de produção de espermatozoides e a regulação hormonal envolvida.

2.1 ESPERMATOGÊNESE

A espermatogênese é o processo contínuo de produção de espermatozoides nos testículos. Ela ocorre nos túbulos seminíferos, estruturas microscópicas encontradas nos testículos. O processo envolve uma sequência de divisões celulares e transformações até que as células germinativas originais, chamadas de espermatogônias, se diferenciem em espermatozoides maduros.

O processo de espermatogênese pode ser dividido em três fases principais:

    a. Fase de proliferação: As espermatogônias se dividem por mitose, formando células chamadas de espermatócitos primários. Esses espermatócitos primários passam por uma divisão celular chamada de meiose I, que resulta na formação de espermatócitos secundários.

b. Fase de maturação: Os espermatócitos secundários passam pela meiose II, resultando na formação de espermatídeos imaturos. Durante essa fase, ocorrem mudanças significativas na forma e na estrutura dos espermatídeos.
c. Fase de diferenciação: Os espermatídeos imaturos sofrem um processo chamado de espermiogênese, no qual ocorrem transformações morfológicas e funcionais, levando à formação de espermatozoides maduros. Nessa fase, ocorre a formação da cabeça, do pescoço, da peça intermediária e da cauda dos espermatozoides.

Após o processo de espermiogênese, os espermatozoides são liberados nos túbulos seminíferos e direcionados para o epidídimo, onde amadurecem e adquirem mobilidade.

2.2 REGULAÇÃO HORMONAL

A produção de espermatozoides é controlada por uma complexa rede de hormônios. O principal hormônio envolvido na regulação do sistema reprodutor masculino é a hormona luteinizante (LH) e o hormônio folículo-estimulante (FSH), ambos produzidos pela glândula pituitária no cérebro.

O FSH desempenha um papel crucial na espermatogênese, estimulando as células de Sertoli presentes nos túbulos seminíferos a fornecerem suporte nutricional e hormonal para as células germinativas em desenvolvimento. Além disso, o FSH estimula a produção de proteínas que são essenciais para o crescimento e a maturação dos espermatozoides.

Já a LH desempenha um papel na produção de testosterona pelas células de Leydig, encontradas nos tecidos conjuntivos dos testículos. A testosterona é um hormônio esteroide que desempenha um papel crucial na regulação da espermatogênese. Ela promove a diferenciação dos espermatócitos primários e a maturação dos espermatozoides.

Além disso, outros hormônios, como o hormônio liberador de gonadotrofina (GnRH), também estão envolvidos na regulação da produção hormonal nos testículos.

A regulação hormonal é altamente complexa e envolve um sistema de retroalimentação negativa, em que a produção de hormônios é controlada com base nos níveis circulantes desses hormônios. Quando os níveis de testosterona estão altos, por exemplo, o sistema envia sinais para reduzir a produção de LH e FSH, mantendo assim um equilíbrio hormonal adequado.

Em resumo, a produção de espermatozoides é um processo complexo e altamente regulado no sistema reprodutor masculino. A interação entre hormônios como FSH, LH e testosterona é fundamental para garantir uma espermatogênese adequada. Esses processos são essenciais para a fertilidade masculina e para a continuidade da espécie.

Figura 2: Espermatogênese

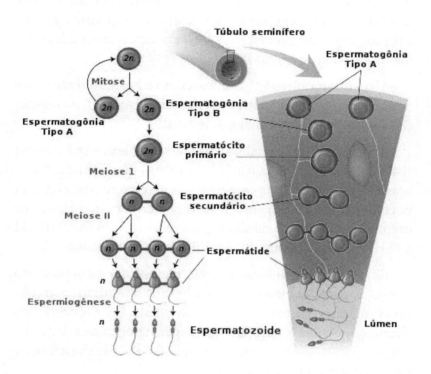

O diagrama acima representa o processo de espermatogênese e a evolução das células de espermatócitos primários, para espermatócitos secundários, para espermátides, e para espermatozoides. (https://www.biologianet.com/anatomia-fisiologia-animal/espermatogenese.htm).

CAPÍTULO 3
O APARELHO REPRODUTOR FEMININO: ESTRUTURAS E FUNÇÕES

O aparelho reprodutor feminino desempenha um papel vital na reprodução humana, sendo responsável pela produção e liberação de óvulos, bem como pela fertilização, gravidez e parto. Ele é composto por diversas estruturas intricadas, cada uma com funções específicas. Neste capítulo, vamos considerar as principais estruturas e funções do aparelho reprodutor feminino.

3.1 OVÁRIOS

Os ovários são as glândulas reprodutoras femininas, responsáveis pela produção dos óvulos e pela síntese de hormônios, como estrogênio e progesterona. Localizados nas cavidades pélvicas, os ovários contêm folículos ovarianos, que abrigam os óvulos imaturos. A cada ciclo menstrual, um ou mais óvulos são liberados dos ovários, um processo conhecido como ovulação.

3.2 TUBAS UTERINAS (TROMPAS DE FALÓPIO)

As tubas uterinas são dois tubos finos que se estendem dos lados superiores do útero em direção aos ovários. Suas extremidades têm formato de funil com pequenas estruturas em forma de dedos, chamadas de fímbrias. As tubas uterinas têm papel fundamental no processo de fertilização, pois são o local onde o óvulo é captado após a ovulação. Elas também fornecem o ambiente propício para a fertilização ocorrer.

3.3 ÚTERO

O útero, ou matriz, é um órgão muscular em forma de pera localizado na pelve. Ele desempenha um papel crucial na gravidez, fornecendo um ambiente adequado para o desenvolvimento do embrião/feto. Durante a menstruação, a camada interna do útero, chamada de endométrio, é eliminada em um processo conhecido como menstruação. Durante a gravidez, o endométrio se espessa e abriga o embrião em crescimento.

3.3.1 Colo do útero

O colo do útero é a parte inferior do útero que se conecta à vagina. Ele possui um canal estreito que permite a passagem do fluxo menstrual e serve como ponto de conexão entre o útero e a vagina. O colo do útero também desempenha um papel fundamental na fertilidade, pois secreta muco cervical em diferentes momentos do ciclo menstrual, auxiliando na entrada e no transporte dos espermatozoides.

3.4 VAGINA

A vagina é um canal muscular elástico que se estende do colo do útero até a abertura externa. Ela desempenha um papel importante nas relações sexuais, pois é o local onde o pênis é introduzido durante a relação sexual. Além disso, a vagina serve como canal de parto durante o parto normal, permitindo a passagem do bebê do útero para o mundo exterior.

3.5 VULVA

A vulva é a parte externa do aparelho reprodutor feminino, composta pelos lábios internos e externos, o clitóris, o vestíbulo vaginal e os orifícios da uretra e da vagina. A vulva protege as estruturas internas do aparelho reprodutor feminino e é uma área rica em terminações nervosas, contribuindo para o prazer sexual.

Em conjunto, essas estruturas do aparelho reprodutor feminino desempenham papéis essenciais na reprodução e no funcionamento do sistema reprodutor feminino. Cada estrutura tem funções específicas que permitem a produção e a liberação de óvulos, a fertilização, a gravidez e o parto. No próximo capítulo, exploraremos o ciclo menstrual e as mudanças hormonais que ocorrem ao longo desse processo.

Figura 3: Morfologia interna do aparelho reprodutor feminino

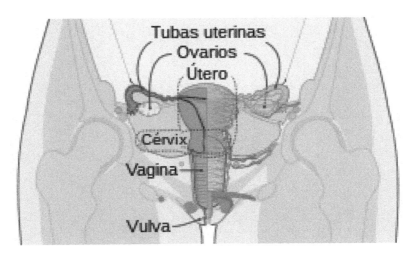

Na imagem destaca-se um corte frontal referente ao aparelho reprodutor feminino. (https://pt.wikipedia.org/wiki/Aparelho_reprodutor_feminino).

CAPÍTULO 4
CICLO MENSTRUAL E MUDANÇAS HORMONAIS

O ciclo menstrual é um processo cíclico que ocorre no aparelho reprodutor feminino e é caracterizado por uma série de mudanças hormonais e eventos fisiológicos. Ele envolve a preparação do corpo para a possibilidade de fertilização e gravidez. Neste capítulo, explanaremos o ciclo menstrual e as mudanças hormonais que ocorrem ao longo desse processo.

4.1 FASES DO CICLO MENSTRUAL

O ciclo menstrual é dividido em diferentes fases, que geralmente duram cerca de 28 dias, mas podem variar de mulher para mulher. As principais fases são:

a. Fase menstrual: A fase menstrual marca o início do ciclo. Ela ocorre quando o endométrio, camada interna do útero, é eliminado, resultando na menstruação. Isso acontece quando não ocorre a fertilização e implantação de um óvulo fertilizado.

b. Fase folicular: Após a menstruação, a fase folicular tem início. Nessa fase, os ovários produzem hormônio folículo-estimulante (FSH), que estimula o crescimento de vários folículos ovarianos contendo óvulos imaturos. Um desses folículos se tornará dominante e continuará o desenvolvimento, enquanto os outros regridem.

c. Ovulação: Durante a fase folicular, o hormônio luteinizante (LH) é liberado em resposta ao aumento dos níveis de estrogênio. Esse pico de LH desencadeia a ovulação, em que o folículo dominante se rompe e libera um óvulo maduro dos ovários. A ovulação geralmente ocorre cerca de 14 dias antes do início da próxima menstruação.

d. Fase lútea: Após a ovulação, o folículo vazio se transforma em uma estrutura chamada de corpo lúteo. O corpo lúteo produz progesterona, que ajuda a preparar o útero para a implantação de um óvulo fertilizado. Se a fertilização não ocorrer, o corpo lúteo se deteriora, os níveis de hormônios caem e o endométrio começa a se desprender, iniciando um novo ciclo menstrual.

4.2 MUDANÇAS HORMONAIS

Durante o ciclo menstrual, ocorrem várias mudanças hormonais que são essenciais para a preparação e manutenção do sistema reprodutor feminino. Os principais hormônios envolvidos são o estrogênio, a progesterona, o FSH e o LH.

a. Estrogênio: O estrogênio é produzido pelos folículos ovarianos em desenvolvimento na fase folicular. Ele é responsável pelo crescimento do endométrio e pelo desenvolvimento das características sexuais secundárias femininas. O aumento dos níveis de estrogênio estimula a liberação de LH, desencadeando a ovulação.

b. Progesterona: A progesterona é produzida pelo corpo lúteo após a ovulação, durante a fase lútea. Ela tem um papel importante na preparação do endométrio para a implantação de um óvulo fertilizado e na manutenção da gravidez. Se a fertilização não ocorrer, os níveis de progesterona diminuem, levando à menstruação.

c. FSH e LH: O FSH estimula o crescimento dos folículos ovarianos na fase folicular. Quando os níveis de estrogênio aumentam, o pico de LH desencadeia a ovulação. O LH também estimula a transformação do folículo vazio em corpo lúteo, que produz progesterona.

Essas flutuações hormonais desempenham um papel crucial na regulação do ciclo menstrual e na preparação do corpo para a possibilidade de gravidez. As mudanças hormonais afetam a espessura do endométrio, a liberação do óvulo e a ovulação, criando um ambiente propício para a concepção.

Em resumo, o ciclo menstrual é um processo complexo que envolve mudanças hormonais e eventos fisiológicos no aparelho reprodutor feminino. As flutuações hormonais regulam a maturação dos folículos, a liberação dos óvulos e a preparação do útero para a gravidez. O entendimento dessas mudanças hormonais é importante para a compreensão da fertilidade e da saúde reprodutiva das mulheres.

Figura 4: O ciclo menstrual

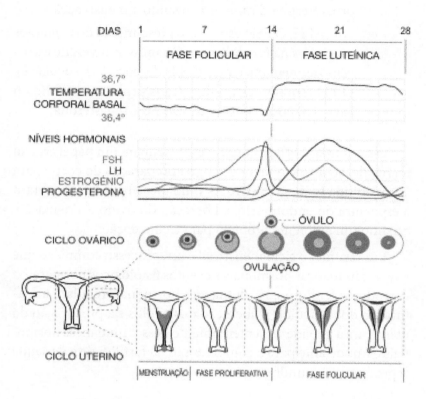

Na figura pode-se observar o ciclo menstrual, o qual é regulado pelo sistema endócrino, o qual é frequentemente dividido em três fases: a fase folicular, a ovulação e a fase luteínica, embora algumas fontes refiram um conjunto diferente de fases: a menstruação, a fase proliferativa e a fase secretora.
(https://pt.wikipedia.org/wiki/Ciclo_menstrual).

CAPÍTULO 5
OVULOGÊNESE: A FORMAÇÃO DO OVÓCITO E SUA MATURAÇÃO

A ovulogênese é o processo de formação e maturação do ovócito, o gameta feminino responsável pela reprodução humana. Esse processo ocorre nos ovários e é essencial para a fertilização e o início da gravidez. Neste capítulo, vamos explorar em detalhes a ovulogênese e as etapas envolvidas na formação e maturação do ovócito.

5.1 FORMAÇÃO DO OVÓCITO

A formação do ovócito começa antes mesmo do nascimento da mulher. No útero materno, durante o desenvolvimento fetal, as células germinativas primordiais se multiplicam e migram para os ovários. Essas células germinativas primordiais se diferenciam em ovogônias, que são as células precursoras dos ovócitos.

Durante a vida fetal e até o nascimento, as ovogônias se dividem rapidamente por meiose e dão origem a um grande número de ovócitos primários imaturos. No entanto, após o nascimento, a maioria desses ovócitos primários entra em um estado de dormência chamado de prófase I.

5.2 MATURAÇÃO DO OVÓCITO

A maturação do ovócito ocorre em duas fases principais: maturação do ovócito primário e maturação do ovócito secundário.

    a. Maturação do ovócito primário: Durante a puberdade, no início de cada ciclo menstrual, alguns ovócitos primários iniciam o processo de maturação. Esse processo é estimulado pelo hormônio folículo-estimulante (FSH) produzido pela glândula pituitária.

Sob a influência do FSH, o ovócito primário retoma a meiose interrompida e passa para a prófase II. Nessa fase, a quantidade de citoplasma é reorganizada, os cromossomos se condensam e o folículo ovariano que envolve o ovócito se desenvolve.

    b. Maturação do ovócito secundário: A maturação do ovócito secundário ocorre no momento da ovulação, quando o ovócito primário completo é liberado do folículo ovariano dominante.

A liberação do ovócito é desencadeada pelo aumento do hormônio luteinizante (LH) no meio do ciclo menstrual. O pico de LH causa a conclusão da meiose I, resultando na formação do ovócito secundário e um corpúsculo polar.

O ovócito secundário é liberado do ovário e capturado pelas fímbrias das tubas uterinas, onde está pronto para ser fertilizado por um espermatozoide.

Caso ocorra a fertilização, o ovócito secundário completa a meiose II, resultando na formação de um óvulo maduro e um segundo corpúsculo polar. A fusão do óvulo com um espermatozoide resulta na formação do zigoto, o primeiro estágio do desenvolvimento embrionário.

5.3 REGULAÇÃO HORMONAL NA OVULOGÊNESE

A ovulogênese é controlada pela interação de diferentes hormônios no corpo da mulher.

Durante a fase folicular do ciclo menstrual, o FSH estimula o crescimento e desenvolvimento dos folículos ovarianos, enquanto o estrogênio é produzido pelos folículos em crescimento. O aumento dos níveis de estrogênio no final da fase folicular desencadeia a liberação de LH, que desencadeia a ovulação.

O LH estimula a maturação do ovócito primário, a ruptura do folículo dominante e a liberação do ovócito secundário. Após a ovulação, o folículo vazio se transforma no corpo lúteo, que produz progesterona para preparar o útero para a gravidez.

Se a fertilização não ocorrer, o corpo lúteo se degenera, levando a uma diminuição dos níveis de progesterona e iniciando um novo ciclo menstrual.

Em resumo, a ovulogênese é um processo complexo que envolve a formação e a maturação do ovócito. É regulada por uma interação complexa de hormônios, como FSH, LH, estrogênio e progesterona. A compreensão dessas etapas e dos mecanismos hormonais envolvidos é fundamental para entender a fertilidade e o funcionamento do sistema reprodutor feminino.

Figura 5: Ovulogênese

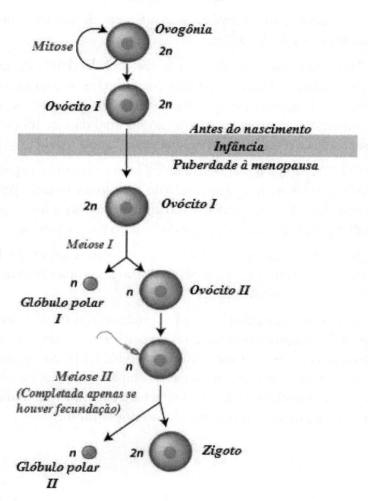

O diagrama simplificado ilustra o processo de oogênese. (https://mundoeducacao.uol.com.br/biologia/ovogenese.htm).

CAPÍTULO 6
COMPARAÇÃO ENTRE OVULOGÊNESE E ESPERMATOGÊNESE: PROCESSOS DE FORMAÇÃO DE GAMETAS FEMININOS E MASCULINOS

A ovulogênese e a espermatogênese são processos de formação de gametas, responsáveis pela reprodução humana. Embora compartilhem o objetivo comum de produzir células reprodutivas, há diferenças significativas entre esses dois processos em termos de localização, células envolvidas, duração e resultados finais. Neste capítulo, vamos comparar a ovulogênese e a espermatogênese para entender melhor as diferenças entre a formação dos gametas femininos e masculinos.

6.1 LOCALIZAÇÃO

A ovulogênese ocorre nos ovários, que são as glândulas reprodutoras femininas localizadas na cavidade pélvica. Os ovários são responsáveis pela produção e liberação dos óvulos maduros.

Por outro lado, a espermatogênese ocorre nos testículos, que são as glândulas reprodutoras masculinas localizadas fora do corpo, no escroto. Os testículos são responsáveis pela produção e liberação dos espermatozoides maduros.

6.2 CÉLULAS ENVOLVIDAS

Na ovulogênese, as células envolvidas são as ovogônias, que são as células precursoras dos ovócitos. Durante a fase fetal, as ovogônias se multiplicam por meiose e dão origem aos ovócitos primários imaturos. Esses ovócitos primários permanecem em um estado de dormência até a puberdade, quando iniciam o processo de maturação.

Na espermatogênese, as células envolvidas são as células germinativas primordiais, que se diferenciam em espermatogônias. As espermatogônias sofrem mitoses sucessivas, resultando na formação de espermatócitos primários. Os espermatócitos primários passam por meiose para formar espermatócitos secundários e, finalmente, espermátides, que se transformam em espermatozoides maduros.

6.3 DURAÇÃO E QUANTIDADE DE GAMETAS PRODUZIDOS

A ovulogênese é um processo contínuo e cíclico que ocorre ao longo da vida fértil de uma mulher. A cada ciclo menstrual, geralmente um único ovócito é liberado dos ovários. Ao longo da vida reprodutiva, uma mulher geralmente produz cerca de 400 a 500 óvulos maduros.

Por outro lado, a espermatogênese é um processo contínuo e contínuo que ocorre durante toda a vida de um homem após a puberdade. A espermatogênese resulta na produção de grandes quantidades de espermatozoides. Estima-se que um homem produza cerca de 200 a 300 milhões de espermatozoides por dia.

6.4 TAMANHO E FUNÇÃO DOS GAMETAS

O ovócito é uma célula relativamente grande e contém uma quantidade significativa de citoplasma para fornecer suporte nutricional ao embrião. O ovócito também contém todos os componentes necessários para a formação de um embrião, incluindo os cromossomos maternos.

Por outro lado, os espermatozoides são células pequenas e altamente especializadas, adaptadas para a locomoção e a entrega eficiente do material genético ao óvulo. Os espermatozoides são formados por uma cabeça contendo o material genético, uma peça intermediária e uma cauda, que permite a movimentação em direção ao óvulo.

Em resumo, a ovulogênese e a espermatogênese são processos essenciais para a formação dos gametas femininos e masculinos. Embora compartilhem a finalidade de produzir células reprodutivas, esses processos diferem em termos de localização, células envolvidas, duração e resultados finais. Essas diferenças refletem as características e os requisitos específicos de cada sexo no processo de reprodução humana.

Figura 6: Ovulogênese e Espermatogênese

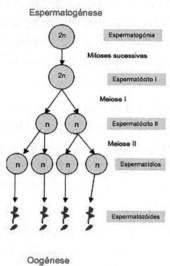

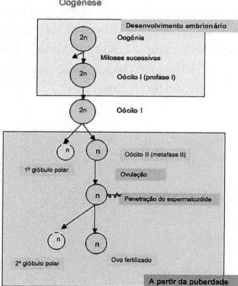

No diagrama pode-se observar a comparação entre espermatogênese e oogénese (ovulogênese). (https://wikiciencias.casadasciencias.org/wiki/index.php/Gametog%C3%A9nese).

CAPÍTULO 7
FECUNDAÇÃO: A UNIÃO DOS GAMETAS FEMININO E MASCULINO

A fecundação, também conhecida como fertilização, é o processo pelo qual um óvulo maduro e um espermatozoide se unem para formar um zigoto, marcando o início do desenvolvimento embrionário. Esse processo é essencial para a reprodução humana e envolve uma série de eventos complexos que ocorrem tanto no trato reprodutivo feminino quanto no masculino. Neste capítulo, abordaremos em detalhes a fecundação e os estágios envolvidos nesse processo.

7.1 ENCONTRO DOS GAMETAS

Após a ovulação, o óvulo é liberado do ovário e capturado pelas fímbrias das tubas uterinas, também conhecidas como trompas de Falópio. É nas tubas uterinas que ocorre o encontro entre o óvulo e os espermatozoides.

Os espermatozoides são depositados no trato reprodutivo feminino durante a relação sexual. Eles passam pelo colo do útero e sobem pelo útero em direção às tubas uterinas. Esse trajeto é facilitado pela motilidade dos espermatozoides e pelas contrações do trato reprodutivo feminino.

7.2 PENETRAÇÃO DO ÓVULO

Quando os espermatozoides alcançam o óvulo, ocorre uma série de eventos que leva à penetração do espermatozoide no óvulo. O espermatozoide libera enzimas que ajudam a dissolver as camadas externas do óvulo, permitindo que ele se aproxime da membrana plasmática do óvulo.

Uma vez em contato com a membrana plasmática do óvulo, ocorre a fusão entre as membranas do espermatozoide e do óvulo. Esse processo é conhecido como fertilização ou fecundação. Após a fusão, o material genético do espermatozoide, contido na cabeça, é liberado no citoplasma do óvulo.

A penetração do espermatozoide no óvulo é um processo crucial na reprodução sexual dos seres humanos e de muitos outros organismos. É o evento que leva à fertilização e inicia o desenvolvimento de um novo indivíduo.

Quando um homem ejacula, milhões de espermatozoides são liberados no trato reprodutivo da mulher. Esses espermatozoides são células especializadas que possuem uma única função: encontrar e fertilizar o óvulo. O óvulo, por sua vez, é uma célula maior e imóvel, localizada no ovário da mulher.

A jornada do espermatozoide começa no canal vaginal e continua pelo colo do útero em direção às tubas uterinas (trompas de Falópio), onde a fertilização ocorre. O percurso é longo e repleto de desafios. A maioria dos espermatozoides não consegue sobreviver até chegar às tubas uterinas, pois o ambiente ácido da vagina e do colo do útero é hostil para eles.

Aqueles que conseguem chegar às tubas uterinas são atraídos por substâncias químicas liberadas pelas células do óvulo e por sinais físicos, como o movimento ciliar nas tubas uterinas. A camada externa do óvulo, chamada de zona pelúcida, também desempenha um papel importante na atração e no reconhecimento dos espermatozoides.

Quando um espermatozoide alcança o óvulo, ele precisa atravessar a zona pelúcida para atingir o citoplasma do óvulo. Para isso, o espermatozoide usa enzimas presentes em sua cabeça, chamadas de hialuronidases e proteases, que ajudam a degradar a zona pelúcida. Essas enzimas permitem que o espermatozoide "penetre" na zona pelúcida, abrindo caminho para sua entrada no óvulo.

Uma vez dentro do óvulo, ocorre um processo conhecido como reação acrossômica, no qual a cabeça do espermatozoide libera o conteúdo de seu acrossomo. Esse conteúdo contém enzimas que ajudam a romper as barreiras ao redor do núcleo do óvulo, permitindo a fusão dos materiais genéticos do espermatozoide e do óvulo. Esse evento é chamado de fertilização e resulta na formação do zigoto, a primeira célula do embrião.

Após a fertilização, o zigoto começa a se dividir rapidamente por meio da divisão celular, formando um grupo de células chamado de mórula. A mórula eventualmente se transforma em um blastocisto, que é capaz de se implantar na parede do útero e dar continuidade ao desenvolvimento embrionário.

A penetração do espermatozoide no óvulo é um processo complexo e altamente regulado, que envolve uma série de eventos moleculares e físicos. A compreensão desses mecanismos é essencial para entender a reprodução humana e o início da vida.

7.3   FORMAÇÃO DO ZIGOTO

Após a fusão do material genético, ocorre a formação do zigoto. O zigoto é a célula resultante da união do óvulo e do espermatozoide. Ele contém a combinação de material genético dos dois gametas, com metade dos cromossomos vindos da mãe (maternos) e a outra metade do pai (paternos).

O zigoto inicia uma série de divisões celulares, conhecidas como clivagem, enquanto se move pelas tubas uterinas em direção ao útero. Durante as clivagens, o número de células aumenta, mas o tamanho delas diminui progressivamente.

7.4 IMPLANTAÇÃO NO ÚTERO

Após alguns dias de clivagem, o zigoto atinge o estágio de mórula, uma massa compacta de células. A mórula se transforma em blastocisto, que possui uma cavidade cheia de líquido chamada blastocele. O blastocisto se fixa na parede do útero por meio da implantação.

A implantação ocorre quando o blastocisto se fixa na camada espessa de tecido revestindo o útero, conhecida como endométrio. O blastocisto estabelece uma conexão com os vasos sanguíneos do endométrio, permitindo o fornecimento de nutrientes e oxigênio ao embrião em desenvolvimento.

7.5 DESENVOLVIMENTO EMBRIONÁRIO

A partir da implantação, o desenvolvimento embrionário tem início. As células do blastocisto se diferenciam e se organizam em camadas distintas, dando origem às diferentes estruturas do embrião.

Durante as primeiras semanas, ocorre a formação dos três folhetos germinativos: endoderma, mesoderma e ectoderma. Esses folhetos são responsáveis pelo desenvolvimento dos sistemas de órgãos e tecidos do embrião.

Em resumo, a fecundação é o processo em que ocorre a união do óvulo e do espermatozoide, formando o zigoto. Esse processo marca o início do desenvolvimento embrionário e envolve uma série de eventos, desde o encontro dos gametas até a implantação do embrião no útero. A fecundação é um processo fundamental para a reprodução humana e a continuidade da espécie.

Figura 7: O processo de fecundação

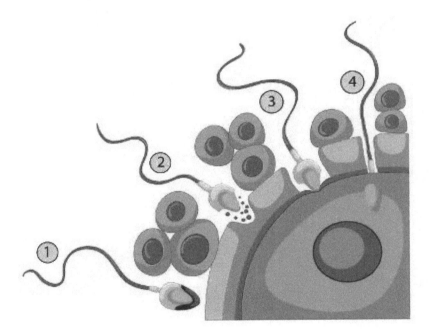

Em relação ao processo de fecundação observe que o espermatozoide passa pela corona radiata (2), penetra na zona pelúcida (2 e 3) e, finalmente, as membranas fundem-se (4) (https://mundoeducacao.uol.com.br/biologia/fecundacao-humana.htm).

CAPÍTULO 8
DETERMINAÇÃO DO SEXO: GENÉTICA E DESENVOLVIMENTO SEXUAL

A determinação do sexo é um processo complexo e fascinante que ocorre durante o desenvolvimento embrionário e determina se um indivíduo será do sexo masculino ou feminino. Essa determinação é influenciada por fatores genéticos, hormonais e ambientais, e envolve uma série de eventos que resultam na formação das características sexuais primárias e secundárias. Neste capítulo, serão considerados os principais aspectos da determinação do sexo em seres humanos.

8.1 CROMOSSOMOS SEXUAIS

Os seres humanos possuem 23 pares de cromossomos, dos quais um par é conhecido como cromossomos sexuais. Os cromossomos sexuais determinam o sexo de um indivíduo. As mulheres têm dois cromossomos sexuais X (XX), enquanto os homens possuem um cromossomo X e um cromossomo Y (XY).

8.1.1 Papel do Cromossomo Y

O cromossomo Y desempenha um papel crucial na determinação do sexo masculino. Ele contém um gene chamado SRY (região determinante do sexo no Y), que é responsável por desencadear a diferenciação do embrião em um indivíduo masculino. O gene SRY ativa uma cascata de eventos que levam ao desenvolvimento dos testículos, as glândulas reprodutoras masculinas.

8.2 DESENVOLVIMENTO DOS ÓRGÃOS SEXUAIS

Durante o desenvolvimento embrionário, os órgãos sexuais se formam a partir das estruturas indiferenciadas. Em embriões do sexo feminino, a ausência do gene SRY faz com que as gônadas se desenvolvam em ovários. Nos embriões do sexo masculino, o gene SRY ativa a formação dos testículos, que produzem hormônios sexuais masculinos.

8.3 HORMÔNIOS SEXUAIS

Os hormônios sexuais desempenham um papel essencial na determinação das características sexuais secundárias. Nas mulheres, os ovários produzem estrogênio e progesterona, que são responsáveis pelo desenvolvimento das características femininas, como o crescimento das mamas e o alargamento dos quadris. Nos homens, os testículos produzem testosterona, que promove o desenvolvimento de características masculinas, como o crescimento da barba e a voz grave.

8.4 VARIAÇÕES GENÉTICAS E INTERSEXUAIS

Embora a determinação do sexo seja em grande parte baseada na presença dos cromossomos sexuais XX ou XY, existem variações genéticas que podem ocorrer. Algumas pessoas podem apresentar anormalidades cromossômicas, como a síndrome de Turner (X0) ou a síndrome de Klinefelter (XXY), que podem afetar o desenvolvimento sexual. Além disso, existem condições intersexuais em que a anatomia sexual não se enquadra estritamente nas categorias masculina ou feminina.

8.5 INFLUÊNCIA AMBIENTAL

Embora a genética seja fundamental na determinação do sexo, a influência ambiental também desempenha um papel importante. Fatores hormonais e ambientais durante o desenvolvimento embrionário podem afetar a expressão dos genes e a diferenciação dos órgãos sexuais. Por exemplo, exposição a certos compostos químicos ou medicamentos pode interferir no desenvolvimento sexual normal.

Em resumo, a determinação do sexo envolve uma interação complexa entre fatores genéticos, hormonais e ambientais. Os cromossomos sexuais, especialmente o cromossomo Y e o gene SRY, desempenham um papel fundamental na diferenciação sexual. Os hormônios sexuais produzidos pelos órgãos reprodutivos desempenham um papel crucial na formação das características sexuais primárias e secundárias. No entanto, é importante reconhecer que existem variações genéticas e condições intersexuais que podem ocorrer, resultando em uma diversidade de identidades de gênero e desenvolvimento sexual. A determinação do sexo é um processo complexo e multidimensional, contribuindo para a riqueza da diversidade humana.

Figura 8.1: Determinação do sexo no organismo masculino

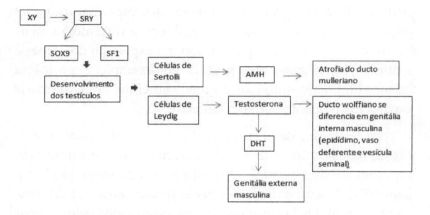

No esquema pode-se observar a determinação sexual masculina.
https://pt.wikipedia.org/wiki/Determina%C3%A7%C3%A3o_sexual_cromoss%C3%B4mica_em_mam%C3%ADferos).

Figura 8.2: Determinação do sexo no organismo feminino

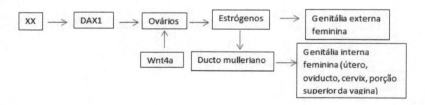

No esquema pode-se observar a determinação sexual feminina.
(https://pt.wikipedia.org/wiki/Determina%C3%A7%C3%A3o_sexual_cromoss%C3%B4mica_em_mam%C3%ADferos).

Na tartaruga-de-orelha-vermelha (*Trachemys scripta elegans*), uma espécie representativa de determinação ambiental do sexo (ESD), a temperatura é um fator importante para a determinação do sexo. Sob temperaturas mais altas, por exemplo, 31 °C, a gônada bipotencial se diferencia em um ovário, enquanto sob temperaturas mais baixas, por exemplo, 26 °C, a gônada bipotencial se diferencia em um testículo. As células germinativas que migram para o ovário passariam pela oogênese para formar os óvulos, e as células germinativas que migrariam para o testículo passariam pela espermatogênese para formar os espermatozoides. Os conjuntos de genes necessários para ambos os sexos existem em todos os indivíduos, mas os genes induzíveis pela temperatura se expressam de maneira diferente, o que leva à diferenciação masculina ou feminina.

Figura 8.3: Formação do sistema de determinação sexual

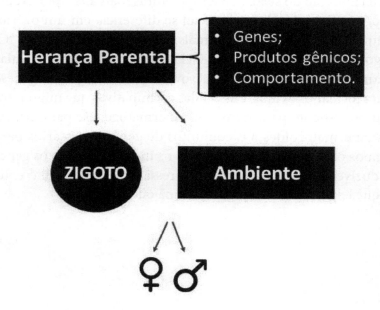

Interação entre fatores de herança parental (genes, produtos gênicos e comportamento), fatores zigóticos e fatores ambientais para formação do sistema de determinação sexual. (https://pt.wikipedia.org/wiki/Determina%C3%A7%C3%A3o_sexual#/media/Ficheiro:Esquema_determina%C3%A7%C3%A3o_sexual.jpg).

CAPÍTULO 9
BLOQUEIO À POLISPERMIA NA FERTILIZAÇÃO

A fertilização, ou união de um espermatozoide com um óvulo, é um evento crítico no processo de reprodução sexual. No entanto, é fundamental que apenas um espermatozoide penetre e fertilize o óvulo para garantir um desenvolvimento embrionário adequado. Para evitar a polispermia, que é a entrada de múltiplos espermatozoides no óvulo, ocorrem uma série de mecanismos de bloqueio que asseguram a fertilização por um único espermatozoide.

9.1 BLOQUEIO À POLISPERMIA

9.1.1 Reação Cortical

Uma das primeiras barreiras que impede a polispermia é a reação cortical. Após a penetração do espermatozoide no óvulo, ocorre a liberação de íons de cálcio intracelulares, desencadeando uma reação bioquímica conhecida como reação cortical. Essa reação leva à modificação da zona pelúcida, tornando-a impermeável a outros espermatozoides e prevenindo sua penetração adicional.

9.1.2 Bloqueio de Polispermia

Além da reação cortical, há também um bloqueio de polispermia a nível intracelular. Após a entrada do espermatozoide, ocorrem alterações rápidas no citoplasma do óvulo, resultando na criação de uma barreira física que impede a fusão de múltiplos espermatozoides. Essa barreira é formada pela rápida modificação da membrana plasmática do óvulo, que impede a adesão de outros espermatozoides e sua fusão com o óvulo.

9.1.3 Inativação dos Receptores de Espermatozoides

Outro mecanismo crucial para evitar a polispermia é a inativação dos receptores de espermatozoides presentes na zona pelúcida do óvulo. Assim que um espermatozoide penetra e desencadeia a reação cortical, os receptores de espermatozoides são inibidos ou internalizados, tornando o óvulo insensível a outros espermatozoides. Isso evita a adesão e a penetração adicionais.

9.1.4 Reações do Acrossomo

Após a penetração do espermatozoide, as reações do acrossomo são essenciais para bloquear a polispermia. O acrossomo é uma estrutura localizada na cabeça do espermatozoide, que contém enzimas necessárias para penetrar as barreiras ao redor do óvulo. No entanto, após a penetração inicial, as enzimas do acrossomo são liberadas, formando uma barreira física que impede a entrada de outros espermatozoides.

CONCLUSÃO

A fertilização bem-sucedida depende da prevenção da polispermia, garantindo que apenas um espermatozoide penetre e fertilize o óvulo. Os mecanismos de bloqueio à polispermia, como a reação cortical, o bloqueio de polispermia intracelular, a inativação dos receptores de espermatozoides e as reações do acrossomo, são fundamentais para esse processo. A compreensão desses mecanismos nos permite apreciar a complexidade e a precisão envolvidas na fertilização e no desenvolvimento embrionário, garantindo a formação adequada de um novo indivíduo.

Figura 9.1: Ovócito secundário

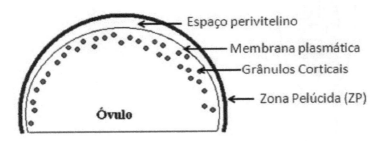

O diagrama esquemático ilustra o óvulo de mamíferos. (https://pt.wikipedia.org/wiki/Fertiliza%C3%A7%C3%A3o_interna).

Figura 9.2: Óvulo humano

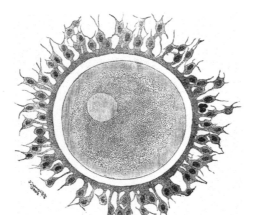

Na imagem, a zona pelúcida é observada como um cinto grosso claro cercado pelas células da Coroa radiada. (https://pt.wikipedia.org/wiki/Zona_pel%C3%BAcida).

Figura 9.3: Espermatozoide

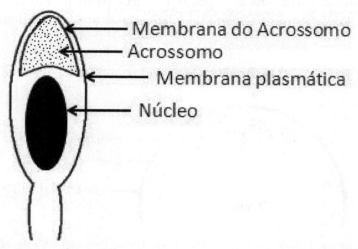

O diagrama esquemático ilustra o espermatozoide de mamíferos. (https://pt.wikipedia.org/wiki/Fertiliza%C3%A7%C3%A3o_interna).

CAPÍTULO 9   61

Figura 9.4: Penetração encenada e fusão do núcleo do esperma e do centríolo no óvulo no processo de fertilização

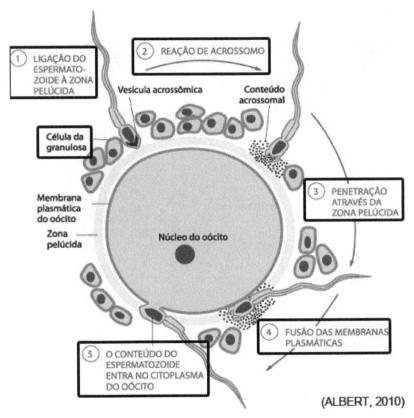

(ALBERT, 2010)

Na imagem acima pode-se observar a passagem do espermatozóide pela corona radiata, seguido do contato do espermatozóide com a zona pelúcida, bem como a ocorrência da reação de acrossomo (reação acrossômica), tendo-se a penetração através da zona pelúcida para que aconteça a fusão das membranas plasmáticas, acarretando com que o conteúdo do espermatozóide seja introduzido no citoplasma do oócito. (https://embrionhands.uff.br/2019/09/07/cap-1-fecundacao/).

Figura 9.5: Eventos desencadeados pela fertilização

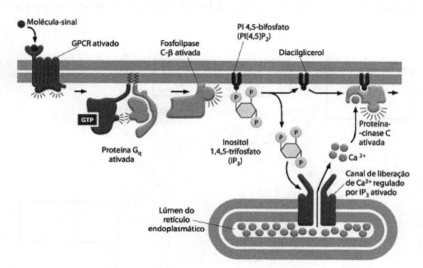

(Albert, 2010).
Após a fusão do esperma e do oócito na fertilização, a fosfolipase Cζ (PLCζ) é liberada no citoplasma do oócito, onde facilita a hidrólise do fosfatidilinositol 4,5-bifosfato (PIP2) ligado à membrana em diacilglicerol (DAG) e o segundo mensageiro inositol -1,4,5 trifosfato (IP3). O IP3 desencadeia a liberação de Ca^{2+} dos estoques intracelulares de Ca^{2+} no retículo endoplasmático (ER) pela ligação ao seu receptor inositol-trifosfato (IP3R) localizado na membrana do RE. As oscilações de Ca^{2+} têm vários efeitos a jusante. Via calmodulina, o Ca^{2+} ativa a Ca^{2+}/calmodulina-dependente quinase II (CAMKII), causando uma diminuição dependente de Emi2 na atividade do MPF (CDK1/ciclina B) que promove a retomada do ciclo celular. O Ca^{2+} também desencadeia a exocitose dos grânulos corticais ao estimular a atividade da sinaptotagmina e da quinase da cadeia leve da miosina (MLCK). (https://embrionhands.uff.br/2019/09/07/cap-1-fecundacao/).

Figura 9.6: Os mecanismos de prevenção contra a polispermia

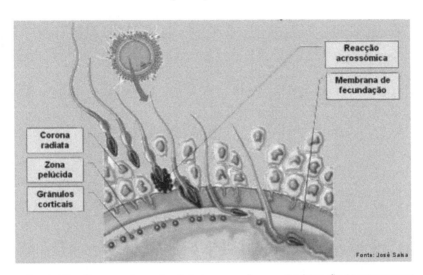

Após a fertilização, a membrana do oócito torna-se não receptiva à ligação do esperma por 1) despolarização da membrana e 2) remoção do receptor Juno do oolema do oócito. Um bloqueio mecânico permanente é estabelecido com 3) reação cortical e 4) endurecimento induzido por faísca de Zn da zona pelúcida. (http://www.biologia.seed.pr.gov.br/modules/galeria/detalhe.php?foto=51&evento=2).

CAPÍTULO 10
A PRIMEIRA SEMANA DO DESENVOLVIMENTO EMBRIONÁRIO E A FORMAÇÃO DA MÓRULA

Após a fertilização bem-sucedida, inicia-se o processo do desenvolvimento embrionário, no qual o zigoto, a célula resultante da união do espermatozoide com o óvulo, começa a se dividir e se desenvolver. A primeira semana é um período crítico, caracterizado por uma série de eventos que levam à formação da mórula, uma etapa inicial do embrião.

10.1 SEGMENTAÇÃO DO ZIGOTO

Logo após a fertilização, o zigoto começa a passar por um processo de segmentação, no qual ocorrem divisões celulares sucessivas. Essas divisões ocorrem de forma rápida e são conhecidas como clivagens. Durante essa fase, não há crescimento celular significativo, apenas uma partição do citoplasma para formar células-filhas menores chamadas blastômeros.

10.2 MORULAÇÃO

Após várias rodadas de clivagens, o embrião atinge a fase de mórula, que ocorre aproximadamente três a quatro dias após a fertilização. A mórula é uma massa compacta de células, com uma aparência semelhante a uma amora. Ela é composta por cerca de 16 a 32 blastômeros.

Durante a morulação, as células da mórula começam a se organizar em uma configuração mais compacta. As junções celulares se tornam mais fortes, resultando em uma adesão mais estreita entre as células adjacentes. Essa adesão é importante para a integridade estrutural da mórula e para a formação do blastocisto posteriormente.

A compactação celular é um evento crucial durante a morulação. As células do embrião se rearranjam e se comprimem, criando uma distinção entre as células externas e as internas. As células externas, que estão em contato com o ambiente uterino, são conhecidas como células do trofoblasto. Elas desempenham um papel importante na implantação posterior do embrião.

As células internas, localizadas no interior da mórula, são chamadas de massa celular interna (MCI) e serão responsáveis pela formação dos tecidos embrionários. A MCI é composta por células pluripotentes, ou seja, células que têm a capacidade de se diferenciar em diferentes tipos de células do corpo.

CONCLUSÃO

A primeira semana do desenvolvimento embrionário é marcada por eventos cruciais, incluindo a segmentação do zigoto e a formação da mórula. Durante esse período, as células embrionárias se dividem e se organizam, preparando-se para o próximo estágio de desenvolvimento. A mórula, composta por blastômeros, é uma etapa inicial do embrião antes da formação do blastocisto. O conhecimento desses processos é essencial para entender a complexidade e a progressão do desenvolvimento embrionário humano.

Figura 10: Morulação

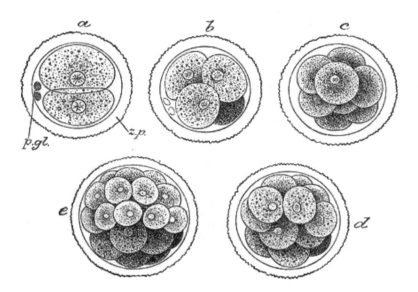

Observe na imagem os primeiros estágios da divisão celular em mamíferos, onde se destacam: a – Estágio de 2 células. b – Estágio de 4 células. c – Estágio de 8 células. d e e – Estágio de mórula (https://pt.wikipedia.org/wiki/M%C3%B3rula).

CAPÍTULO 11
A CONVERSÃO DA MÓRULA EM BLÁSTULA DURANTE O DESENVOLVIMENTO EMBRIONÁRIO

Após a formação da mórula, a próxima etapa importante no desenvolvimento embrionário é a conversão da mórula em blástula. Esse processo marca a transição para uma estrutura embrionária mais complexa, a partir da qual se formará o blastocisto, estágio embrionário essencial para a implantação no útero.

11.1 CAVITAÇÃO

A conversão da mórula em blástula começa com um evento chamado cavitação. Durante a cavitação, ocorre uma transformação no interior da mórula, resultando na formação de uma cavidade central preenchida por fluido. Essa cavidade é conhecida como blastocele e é responsável pela característica distintiva da blástula.

A cavitação ocorre através da separação das células externas (trofoblasto) e das células internas (massa celular interna – MCI). As células do trofoblasto se organizam na periferia da mórula, enquanto a MCI se agrupa em um agrupamento celular compacto no interior, ao redor do blastocele.

11.2 FORMAÇÃO DO BLASTOCISTO

Após a cavitação, a mórula transformada é chamada de blastocisto. O blastocisto é uma estrutura esférica composta por duas partes principais: o trofoblasto e a MCI.

11.2.1 Trofoblasto

O trofoblasto é composto pelas células externas da mórula que se tornam a camada externa do blastocisto. Essas células são responsáveis pela formação dos tecidos extraembrionários, incluindo a placenta. O trofoblasto desempenha um papel crucial na implantação do blastocisto no revestimento uterino e na interação com o sistema materno.

11.2.2 Massa Celular Interna (MCI)

A MCI é composta pelas células internas da mórula que se agrupam no interior do blastocisto, adjacente à blastocele. A MCI é composta por células pluripotentes, também conhecidas como células-tronco embrionárias. Essas células têm a capacidade de se diferenciar em qualquer tipo de célula do corpo humano, tornando-se essenciais para o desenvolvimento dos tecidos embrionários.

O blastocisto também possui outra estrutura importante chamada de disco embrionário bilaminar. O disco embrionário bilaminar é uma camada de células que se forma na MCI e se divide em duas partes: o epiblasto e o hipoblasto. Essas camadas são precursoras dos tecidos e órgãos embrionários.

CONCLUSÃO

A conversão da mórula em blástula é um marco significativo no desenvolvimento embrionário. Durante esse processo, a cavitação ocorre, resultando na formação da cavidade blastocele e na separação entre o trofoblasto e a MCI. O blastocisto, composto pelo trofoblasto e pela MCI, é uma estrutura fundamental para a implantação no útero e o início do desenvolvimento do embrião. A compreensão desse processo é essencial para entender a progressão do desenvolvimento embrionário e as etapas subsequentes da formação do organismo humano.

Figura 11.1: Formação da blástula

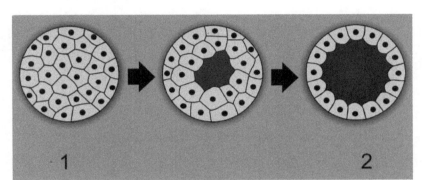

Na figura destaca-se a Blastulação, onde 1 é a mórula e 2 é a blástula delimitada pelas células do trofoblasto. (https://pt.wikipedia.org/wiki/M%C3%B3rula).

Figura 11.2: Clivagens

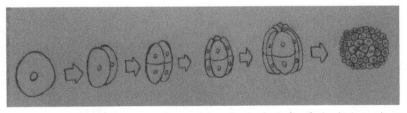

O esquema genérico refere-se ao desenvolvimento do zigoto à mórula, destacando as sucessivas clivagens. (https://pt.wikipedia.org/wiki/M%C3%B3rula).

Figura 11.3: A relação da pluripotência com a blástula

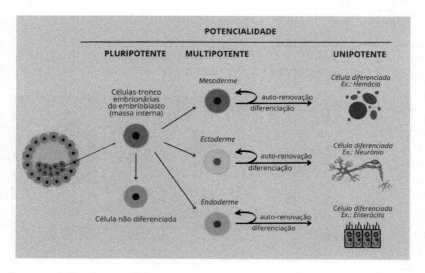

Na imagem destaca-se a blástula, a qual é o estágio do desenvolvimento embrionário posterior à mórula, e nela existem as células totipotentes. Na sequência, após mais um estágio de desenvolvimento, com o surgimento e a evolução da blástula, apresentando as células pluripotentes, estas darão origem aos diferentes tecidos do organismo, como, por exemplo, aos sistemas circulatório, nervoso e digestório. (https://pt.wikipedia.org/wiki/M%C3%B3rula).

CAPÍTULO 12
A SEGUNDA SEMANA DO DESENVOLVIMENTO EMBRIONÁRIO: NIDAÇÃO, FORMAÇÃO DO DISCO EMBRIONÁRIO BILAMINAR E INÍCIO DA GASTRULAÇÃO

Após a implantação bem-sucedida do blastocisto no útero, inicia-se a segunda semana do desenvolvimento embrionário, que é marcada por eventos importantes na formação do embrião. Neste capítulo, exploraremos em detalhes a segunda semana do desenvolvimento embrionário, enfocando a formação do disco embrionário bilaminar e o início da gastrulação.

12.1 IMPLANTAÇÃO

A segunda semana do desenvolvimento embrionário começa com a implantação do blastocisto no revestimento uterino. Após a chegada ao útero, o blastocisto passa por um processo de adesão e interação com o endométrio uterino. O trofoblasto, a camada externa do blastocisto, desempenha um papel essencial nesse processo, estabelecendo conexões com o sistema materno e facilitando a implantação.

A nidação do embrião é um processo fundamental que ocorre durante o desenvolvimento embrionário humano. Esse estágio marca a implantação do embrião no revestimento uterino, o que resulta no estabelecimento da gravidez. Neste capítulo, exploraremos em detalhes a nidação do embrião, desde a sua chegada ao útero até a implantação no endométrio, bem como os eventos que ocorrem durante esse processo crucial.

12.2 CHEGADA AO ÚTERO

Após a fecundação, o embrião começa a se dividir e forma uma estrutura chamada blastocisto. O blastocisto consiste em uma massa celular interna, conhecida como embrioblasto, e uma cavidade cheia de fluido, chamada blastocele. Durante o desenvolvimento inicial, o embrião é transportado pelas contrações peristálticas das tubas uterinas até chegar ao útero.

12.2.1 Preparação do Endométrio

Antes da implantação, o endométrio, o revestimento interno do útero, passa por mudanças cíclicas durante o ciclo menstrual. Na fase secretora do ciclo, o endométrio se torna mais espesso e rico em vasos sanguíneos, preparando-se para a implantação do embrião. Essas mudanças são induzidas pelos hormônios sexuais, especialmente a progesterona.

12.2.2 Processo de Nidação

A nidação começa quando o blastocisto adere à parede do endométrio. O embrião "se aninha" dentro do endométrio e começa a interagir com ele. As células do trofoblasto, uma camada externa do blastocisto, se diferenciam em duas partes distintas: o citotrofoblasto e o sinciciotrofoblasto.

O citotrofoblasto é responsável pela formação das vilosidades coriônicas, projeções celulares que se estendem no endométrio. O sinciciotrofoblasto desempenha um papel crucial na invasão do endométrio, permitindo que o embrião se estabeleça firmemente.

12.3 IMPLANTAÇÃO E ESTABELECIMENTO DA GRAVIDEZ

À medida que o embrião se aprofunda no endométrio, o sinciciotrofoblasto libera enzimas que promovem a invasão e a digestão das células endometriais adjacentes. Esse processo permite que o embrião se estabeleça de forma mais estável e crie conexões com os vasos sanguíneos maternos.

Uma vez implantado, o sinciciotrofoblasto continua a crescer e formar estruturas especializadas, como as vilosidades coriônicas, que desempenham um papel essencial na troca de nutrientes e oxigênio entre a mãe e o embrião.

A nidação do embrião é um evento complexo e crucial que marca a implantação do embrião no endométrio, estabelecendo a gravidez. Esse processo envolve a adesão, a invasão e a interação entre o embrião em desenvolvimento e o endométrio preparado. Compreender a nidação é fundamental para entender a fisiologia da gravidez e os primeiros estágios do desenvolvimento embrionário humano.

12.4 FORMAÇÃO DO DISCO EMBRIONÁRIO BILAMINAR

Durante a segunda semana, ocorre a formação do disco embrionário bilaminar, que é uma estrutura plana composta por duas camadas de células germinativas primárias: o epiblasto e o hipoblasto.

12.4.1 Epiblasto

O epiblasto é a camada mais externa do disco embrionário bilaminar e é composto por células pluripotentes. Essas células têm a capacidade de se diferenciar em qualquer tipo de célula do corpo humano. A partir do epiblasto, formam-se os três folhetos germinativos principais: o ectoderma, o mesoderma e o endoderma.

12.4.2 Hipoblasto

O hipoblasto é a camada mais interna do disco embrionário bilaminar e está em contato com a blastocele, a cavidade cheia de fluido dentro do blastocisto. O hipoblasto desempenha um papel na formação da membrana exocelômica, uma estrutura que reveste a blastocele e ajuda a regular a comunicação entre o embrião e o meio ambiente uterino.

12.5 INÍCIO DA GASTRULAÇÃO

Durante a segunda semana, inicia-se a gastrulação, um processo complexo em que ocorre a reorganização das células do disco embrionário bilaminar e a formação das três camadas germinativas primárias: o ectoderma, o mesoderma e o endoderma.

A gastrulação começa com a formação de uma estrutura chamada linha primitiva, que se desenvolve no epiblasto. A linha primitiva é uma faixa de células especializadas que se estende ao longo do comprimento do embrião. A partir da linha primitiva, células começam a migrar em direção ao plano mediano, em um processo conhecido como invaginação.

À medida que as células migram, o disco embrionário bilaminar se transforma em um disco embrionário trilaminar, composto pelo ectoderma mais externo, o mesoderma intermediário e o endoderma mais interno. Essas camadas germinativas darão origem a todos os tecidos e órgãos do corpo humano.

CONCLUSÃO

A segunda semana do desenvolvimento embrionário é um período de grande importância, em que ocorre a formação do disco embrionário bilaminar e o início da gastrulação. O epiblasto e o hipoblasto se diferenciam para formar o disco embrionário bilaminar, e a gastrulação estabelece as bases para o desenvolvimento dos diferentes tecidos e órgãos do embrião. Compreender esses eventos é essencial para entender a complexidade e a progressão do desenvolvimento embrionário humano.

Figura 12: Nidação

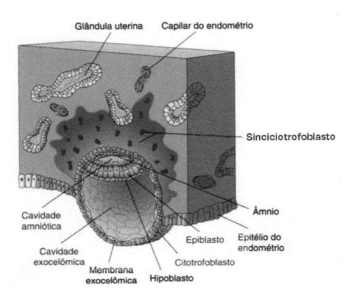

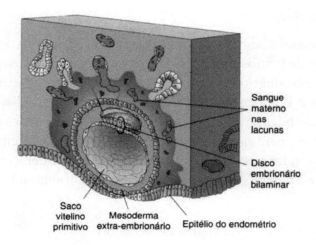

O processo de nidação corresponde à implantação do blastocisto a qual é fundamentalmente mediada pelo sinciciotrofoblasto. (https://pt.wikipedia.org/wiki/Ficheiro:Implanta%C3%A7%C3%A3o_do_blastocisto.jpg).

CAPÍTULO 13
FORMAÇÃO DO DISCO EMBRIONÁRIO BILAMINAR: ESTABELECENDO AS CAMADAS GERMINATIVAS

Durante o desenvolvimento embrionário, um dos eventos cruciais é a formação do disco embrionário bilaminar. Esse disco plano de células é composto por duas camadas germinativas primárias – o epiblasto e o hipoblasto. Neste capítulo, detalharemos a formação do disco embrionário bilaminar e o papel das camadas germinativas na diferenciação celular e na formação de tecidos e órgãos.

13.1 ESTRUTURA DO DISCO EMBRIONÁRIO BILAMINAR

O disco embrionário bilaminar se desenvolve após a implantação bem-sucedida do blastocisto no revestimento uterino. O disco é formado dentro do blastocisto, com o epiblasto voltado para a cavidade blastocele e o hipoblasto posicionado próximo à cavidade amniótica. Essas duas camadas são essenciais para o desenvolvimento embrionário posterior.

13.2 EPIBLASTO

O epiblasto é a camada mais externa do disco embrionário bilaminar e é composto por células pluripotentes. Essas células têm a capacidade de se diferenciar em diferentes tipos celulares e formar todos os tecidos e órgãos do corpo humano. O epiblasto é um componente crítico no início da gastrulação, onde dará origem às três camadas germinativas primárias: ectoderma, mesoderma e endoderma.

13.3 HIPOBLASTO

O hipoblasto é a camada mais interna do disco embrionário bilaminar e está em contato com a cavidade amniótica. Suas células desempenham um papel importante na formação da membrana exocelômica, que reveste a cavidade amniótica e ajuda a regular a comunicação entre o embrião e o ambiente uterino. O hipoblasto também está envolvido na formação do saco vitelino, uma estrutura temporária que fornece nutrientes ao embrião em desenvolvimento.

13.4 DIFERENCIAÇÃO E FORMAÇÃO DOS TECIDOS

O disco embrionário bilaminar é um ponto de partida fundamental para a formação de todos os tecidos e órgãos do corpo humano. Durante a gastrulação, as células do epiblasto se movem e se reorganizam para formar as três camadas germinativas primárias.

13.4.1 Ectoderma

O ectoderma é a camada mais externa das três camadas germinativas e dá origem a uma variedade de tecidos, incluindo a epiderme, o sistema nervoso (como o cérebro e a medula espinhal), a retina ocular, o ouvido externo e o esmalte dentário.

13.4.2 Mesoderma

O mesoderma é a camada intermediária e forma uma ampla gama de tecidos e órgãos, como o sistema muscular, o sistema esquelético, os sistemas circulatório e linfático, os órgãos reprodutivos, os rins, as gônadas, o sistema urinário e o revestimento dos órgãos internos.

13.4.3 Endoderma

O endoderma é a camada mais interna das três camadas germinativas e dá origem a tecidos como o revestimento do trato digestivo (como o esôfago, estômago e intestinos), o fígado, o pâncreas, o sistema respiratório (como os pulmões e o revestimento dos brônquios) e a glândula tireoide.

CONCLUSÃO

A formação do disco embrionário bilaminar é um evento fundamental no desenvolvimento embrionário humano. O epiblasto e o hipoblasto se diferenciam em camadas germinativas primárias, que são essenciais para a formação de todos os tecidos e órgãos do embrião. A compreensão desse processo é crucial para entender a complexidade e a progressão do desenvolvimento embrionário e a formação do organismo humano.

Figura 13.1: Disco embrionário bilaminar vista frontal

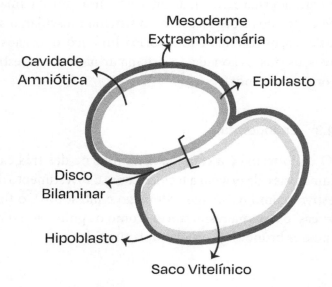

Observa-se na imagem o disco embrionário bilaminar, destacando os folhetos embrionários denominados epiblasto e hipoblasto. (https://pt.wikipedia.org/wiki/Ficheiro:Disco_embrion%C3%A1rio_bilaminar.png).

Figura 13.2: Disco bilaminar vista superior

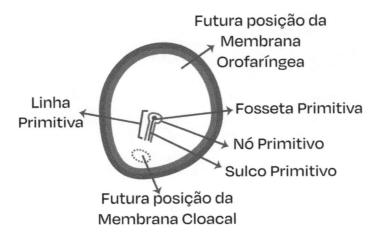

No esquema da superfície do disco embrionário bilaminar, observa-se a linha primitiva e as futuras posições das membranas orofaríngea e cloacal tal qual se encontram indicadas. (https://pt.wikipedia.org/wiki/Ficheiro:Disco_bilaminar.png).

CAPÍTULO 14
FORMAÇÃO DA LINHA PRIMITIVA E SEUS DERIVADOS: ESTABELECENDO O EIXO DE ORIENTAÇÃO DO EMBRIÃO

Durante o desenvolvimento embrionário, um evento crucial é a formação da linha primitiva. Essa estrutura especializada desempenha um papel fundamental na organização do embrião e estabelece o eixo de orientação do desenvolvimento. Neste capítulo, explicaremos em detalhes a formação da linha primitiva e os seus derivados, que desempenham papéis importantes na morfogênese e no desenvolvimento embrionário.

14.1 FORMAÇÃO DA LINHA PRIMITIVA

A formação da linha primitiva ocorre durante a gastrulação, que é uma fase crucial do desenvolvimento embrionário. A gastrulação é caracterizada pela reorganização das células do disco embrionário bilaminar para formar as três camadas germinativas primárias: o ectoderma, o mesoderma e o endoderma.

Durante a gastrulação, um grupo de células na região mediana do epiblasto começa a se mover para dentro do embrião, formando uma estrutura alongada chamada linha primitiva. Essa linha primitiva se estende do nó primitivo, uma estrutura localizada na extremidade caudal do embrião, até a região cranial.

A formação da linha primitiva é crucial para o estabelecimento do eixo de orientação do embrião. As células da linha primitiva migram em direção ao plano mediano, contribuindo para a organização do embrião e a diferenciação das camadas germinativas.

14.1.1 Derivados da Linha Primitiva

A linha primitiva dá origem a diversos derivados que desempenham funções importantes na morfogênese e no desenvolvimento embrionário. Esses derivados incluem:

14.1.1.1 Notocorda

A notocorda é uma estrutura axial essencial para o desenvolvimento do sistema nervoso. Ela se forma a partir de células do nó primitivo que migram cranialmente. A notocorda desempenha um papel crucial na indução do tubo neural, que se desenvolve a partir do ectoderma e se torna o sistema nervoso central.

14.1.1.2 Mesoderma Paraxial

O mesoderma paraxial se origina ao longo dos lados da linha primitiva. Ele se divide em segmentos chamados somitos, que se desenvolvem bilateralmente ao longo do embrião. Os somitos têm um papel fundamental na formação dos músculos esqueléticos, ossos da coluna vertebral e derme da pele.

14.1 1.3 Mesoderma Intermediário

O mesoderma intermediário se forma entre o mesoderma paraxial e o mesoderma lateral. Ele dá origem ao sistema urogenital, incluindo os rins, as gônadas e o sistema reprodutivo.

14.1.1.4 Mesoderma Lateral

O mesoderma lateral se origina fora da linha primitiva e é dividido em duas partes: o mesoderma esplâncnico e o mesoderma somático. O mesoderma esplâncnico se desenvolve no interior do embrião e forma o revestimento dos órgãos internos, como o coração, os pulmões e o sistema digestivo. O mesoderma somático se desenvolve na região mais externa e forma a derme da pele e a musculatura associada.

CONCLUSÃO

A formação da linha primitiva desempenha um papel crucial na organização do embrião e no estabelecimento do eixo de orientação do desenvolvimento. A linha primitiva dá origem a diversos derivados, como a notocorda e os diferentes tipos de mesoderma, que são essenciais para a morfogênese e a formação dos tecidos e órgãos do embrião. O entendimento desses processos é fundamental para compreender a complexidade do desenvolvimento embrionário humano.

Figura 14.1: Formação dos mesoblastos

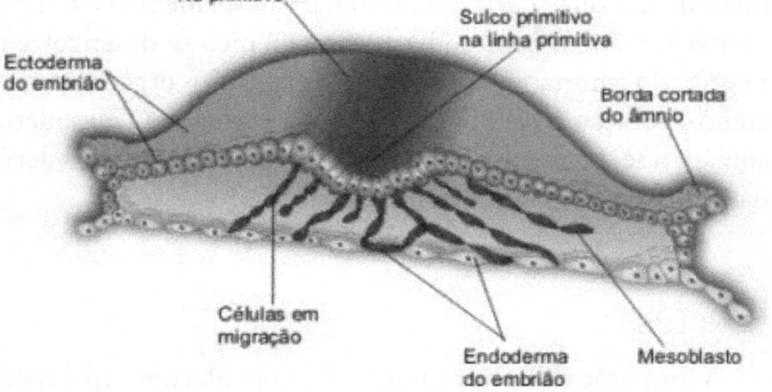

Na imagem acima se observam as células mesoblásticas em migração, entre o ectoderma e o endoderma, resultantes da formação da linha primitiva.
(https://www.infoescola.com/biologia/gastrulacao/).

CAPÍTULO 15
A TERCEIRA SEMANA DO DESENVOLVIMENTO EMBRIONÁRIO E A GASTRULAÇÃO: ESTABELECENDO AS CAMADAS GERMINATIVAS

A formação do mesoderma extraembrionário é um evento importante durante o desenvolvimento embrionário, que desempenha um papel crucial na sustentação e nutrição do embrião em desenvolvimento. Inicialmente, exploraremos em detalhes a formação do mesoderma extraembrionário e sua contribuição para o desenvolvimento inicial do embrião.

Durante as primeiras semanas do desenvolvimento embrionário, a massa celular interna do blastocisto se diferencia em duas camadas: o epiblasto e o hipoblasto. Entre essas duas camadas, surge uma cavidade chamada de saco vitelínico ou cavidade exocelômica.

No início da terceira semana, células migratórias do epiblasto começam a se mover em direção ao hipoblasto, formando uma terceira camada intermediária conhecida como mesoderma primitivo. O mesoderma primitivo estabelece a base para a formação de diferentes tipos de mesoderma, incluindo o mesoderma intraembrionário (ou paraxial, intermediário e lateral) e o mesoderma extraembrionário.

O mesoderma extraembrionário origina-se a partir das células do nó primitivo, uma estrutura localizada na extremidade cefálica do mesoderma primitivo. À medida que as células migram do nó primitivo, elas se deslocam em direção ao espaço entre o epiblasto e o citotrofoblasto, formando o mesoderma extraembrionário.

O mesoderma extraembrionário desempenha um papel fundamental na nutrição e suporte do embrião em desenvolvimento. Ele contribui para a formação de várias estruturas, como o saco vitelínico, a membrana do âmnio e o pedúnculo de conexão (ou cordão umbilical primitivo).

O saco vitelínico é uma estrutura membranosa que desempenha um papel importante na transferência de nutrientes do saco vitelino para o embrião em desenvolvimento. Ele também está envolvido na produção das primeiras células sanguíneas, chamadas de células sanguíneas primitivas, que são responsáveis por suprir as necessidades sanguíneas iniciais do embrião.

A membrana do âmnio, outra estrutura derivada do mesoderma extraembrionário, envolve o embrião, formando uma cavidade cheia de líquido amniótico. Essa cavidade fornece proteção mecânica ao embrião e ajuda a manter a temperatura adequada e o equilíbrio hídrico durante o desenvolvimento.

O pedúnculo de conexão, também conhecido como cordão umbilical primitivo, é uma estrutura que conecta o embrião em desenvolvimento ao saco vitelínico. Ele desempenha um papel importante na troca de nutrientes, gases e resíduos entre o embrião e o saco vitelínico.

À medida que o desenvolvimento embrionário avança, o mesoderma extraembrionário é gradualmente substituído pelo mesoderma intraembrionário, que dará origem aos tecidos e órgãos do embrião em si.

Portanto, a formação do mesoderma extraembrionário é um processo fundamental durante o desenvolvimento embrionário. Essa camada de células desempenha um papel crucial na nutrição, sustentação e proteção do embrião em desenvolvimento, fornecendo estruturas como o saco vitelínico, a membrana do âmnio e o pedúnculo de conexão. O mesoderma extraembrionário é uma parte essencial do complexo sistema de suporte que permite o crescimento e desenvolvimento adequados do embrião durante as primeiras fases da vida.

A terceira semana do desenvolvimento embrionário é um período de grande importância, pois marca o início da gastrulação. Durante esse estágio, ocorrem eventos cruciais que resultam na formação das camadas germinativas primárias, estabelecendo as bases para o desenvolvimento dos diferentes tecidos e órgãos do embrião. Neste capítulo, exploraremos em detalhes a terceira semana do desenvolvimento embrionário, com foco especial na gastrulação e na formação das camadas germinativas.

15.1 GASTRULAÇÃO

A gastrulação é um processo fundamental que ocorre durante a terceira semana do desenvolvimento embrionário. Nesse estágio, o embrião passa de uma estrutura plana e bilaminar para uma estrutura tridimensional com três camadas germinativas distintas: o ectoderma, o mesoderma e o endoderma. A gastrulação é desencadeada por uma série de eventos de sinalização molecular complexos e coordenados.

15.1.1 Primitiva Estriação e Linha Primitiva

Durante a gastrulação, uma faixa especializada de células chamada linha primitiva se forma no epiblasto. A linha primitiva se estende cranialmente a partir de uma região chamada nó primitivo, e as células da linha primitiva migram em direção ao plano mediano do embrião. Esse movimento das células da linha primitiva estabelece as bases para a formação dos três folhetos germinativos.

15.2 FORMAÇÃO DOS FOLHETOS GERMINATIVOS

À medida que as células da linha primitiva se movem em direção ao plano mediano, ocorre a formação dos folhetos germinativos primários.

15.2.1 Ectoderma

O ectoderma é a camada mais externa formada durante a gastrulação. Ele dará origem a estruturas como a epiderme, o sistema nervoso (incluindo o cérebro e a medula espinhal), os órgãos sensoriais (como a retina ocular e o ouvido interno) e a glândula mamária.

15.2.2 Mesoderma

O mesoderma é a camada intermediária formada durante a gastrulação. Ele se divide em dois componentes principais: o mesoderma paraxial e o mesoderma lateral. O mesoderma paraxial se diferencia em segmentos chamados somitos, que são fundamentais na formação dos músculos esqueléticos, vértebras e derme da pele. O mesoderma lateral dá origem aos sistemas circulatório, urogenital e ao revestimento dos órgãos internos.

15.2.3 Endoderma

O endoderma é a camada mais interna formada durante a gastrulação. Ele dará origem ao revestimento do trato digestivo (incluindo o esôfago, o estômago e os intestinos), bem como ao fígado, pâncreas, sistema respiratório (como os pulmões e o revestimento dos brônquios) e à glândula tireoide.

15.3 FORMAÇÃO DO MESÊNQUIMA ORIGEM E FUNÇÃO NA EMBRIOGÊNESE

Durante o desenvolvimento embrionário, o mesênquima desempenha um papel fundamental na formação de vários tecidos e órgãos do corpo. Neste capítulo, exploraremos em detalhes a formação do mesênquima, sua origem e sua função essencial na embriogênese.

15.3.1 Origem do Mesênquima

O mesênquima é um tipo de tecido conjuntivo embrionário que se origina da camada intermediária do disco embrionário trilaminar, conhecida como mesoderma. O mesoderma se diferencia em diferentes regiões do embrião, dando origem ao mesênquima. Durante a gastrulação, as células do epiblasto migram através da linha primitiva e se deslocam para a região do mesoderma, onde se diferenciam em células mesenquimais.

A formação do mesênquima ocorre por meio de um processo chamado epitélio-mesenquimal, no qual as células epiteliais do embrião passam por uma transição para adquirir características mesenquimais. Esse processo envolve a perda de suas conexões intercelulares, aquisição de motilidade e mudanças morfológicas. À medida que as células se tornam mesenquimais, elas adquirem a capacidade de migrar e se diferenciar em diferentes tipos celulares.

15.3.2 Função do Mesênquima

O mesênquima desempenha diversas funções durante o desenvolvimento embrionário. Ele serve como um importante precursor para a formação de vários tecidos e órgãos, incluindo o sistema esquelético, o sistema muscular, os tecidos conjuntivos, os vasos sanguíneos e o sistema linfático. Além disso, o mesênquima está envolvido na formação de células do sistema imunológico, células sanguíneas e células estromais de órgãos.

15.3.3 Diferenciação do Mesênquima

O mesênquima pode se diferenciar em diferentes linhagens celulares, dependendo do ambiente e dos sinais moleculares presentes durante o desenvolvimento embrionário. Ele pode se diferenciar em células osteogênicas, que dão origem a células ósseas, células condrogênicas, que dão origem a células cartilaginosas, células miogênicas, que dão origem a células musculares, e células adipogênicas, que dão origem a células adiposas, entre outras.

15.3.4 Importância do Mesênquima

O mesênquima desempenha um papel crucial na organogênese e na formação dos tecidos e órgãos durante o desenvolvimento embrionário. Sua capacidade de migrar, se diferenciar e interagir com outros tipos de células é fundamental para a formação adequada do embrião. Defeitos na formação ou na função do mesênquima podem levar a anomalias do desenvolvimento e a problemas de saúde no indivíduo em desenvolvimento.

A formação do mesênquima é um evento fundamental durante o desenvolvimento embrionário, originando um tecido conjuntivo versátil que desempenha um papel crucial na formação de vários tecidos e órgãos. Sua capacidade de migrar, se diferenciar e interagir com outros tipos de células é essencial para o desenvolvimento adequado do embrião. O estudo do mesênquima é de grande importância para a compreensão da embriogênese e para a identificação de possíveis terapias regenerativas e de reparo de tecidos no futuro.

CONCLUSÃO

A terceira semana do desenvolvimento embrionário é marcada pela gastrulação, um processo fundamental que resulta na formação dos três folhetos germinativos. A partir dessa etapa, o embrião está preparado para desenvolver os diferentes tecidos e órgãos que compõem o organismo humano. O entendimento dos eventos da terceira semana do desenvolvimento embrionário é crucial para compreender a complexidade e a progressão do desenvolvimento embrionário humano.

Figura 15: Disco embrionário trilaminar

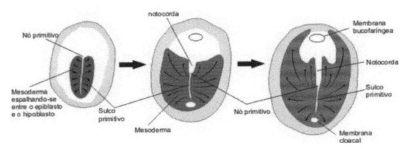

Na imagem, observe a o mesoderma que se espalha entre o epiblasto e o hipoblasto, na sequência, o mesoderma em expansão, e finalmente ocupando toda a área entre o ectoderma e o endoderma do embrião, com exceção das áreas correspondentes à membrana bucofaríngea, notocorda, nó primitivo, sulco primitivo e membrana cloacal.
(https://www.infoescola.com/biologia/gastrulacao/).

CAPÍTULO 16
A QUARTA SEMANA DO DESENVOLVIMENTO EMBRIONÁRIO: FORMAÇÃO DOS PRINCIPAIS SISTEMAS E INÍCIO DA ORGANOGÊNESE

A quarta semana do desenvolvimento embrionário é um período de grande importância, marcado pelo início da organogênese e pela formação dos principais sistemas do embrião. Durante essa fase, as estruturas embrionárias continuam a se desenvolver e se diferenciar, estabelecendo as bases para a formação dos órgãos e sistemas do corpo humano. Neste capítulo, será explanado em detalhes os eventos-chave da quarta semana do desenvolvimento embrionário e os processos envolvidos na formação dos sistemas essenciais.

16.1 DESENVOLVIMENTO DO SISTEMA NERVOSO

Durante a quarta semana, o tubo neural em desenvolvimento começa a se diferenciar em três partes principais: o prosencéfalo, o mesencéfalo e o rombencéfalo. Essas regiões darão origem às estruturas do cérebro e da medula espinhal. Além disso, ocorre a formação das cristas neurais, que se desenvolverão em células que contribuem para o sistema nervoso periférico, as glândulas adrenais e outras estruturas importantes.

16.2 DESENVOLVIMENTO DO SISTEMA CARDIOVASCULAR

Na quarta semana, o coração continua a se desenvolver e se dividir em câmaras distintas. O sistema vascular também se forma, com a diferenciação das artérias e veias principais. As células sanguíneas começam a ser produzidas no saco vitelínico e, posteriormente, no fígado e no baço.

16.3 DESENVOLVIMENTO DO SISTEMA DIGESTIVO

Durante a quarta semana, o tubo digestivo primitivo continua a se desenvolver e se diferenciar em regiões distintas, incluindo o esôfago, o estômago, o intestino delgado e o intestino grosso. O fígado, o pâncreas e a vesícula biliar também começam a se formar como evaginações do intestino primitivo.

16.4 DESENVOLVIMENTO DO SISTEMA UROGENITAL

Nessa fase, ocorre a formação dos rins, do trato urinário e dos órgãos reprodutivos. Os rins se originam dos brotos ureterais que se desenvolvem a partir do mesoderma intermediário. O trato urinário é formado a partir da cloaca, uma estrutura comum ao sistema digestivo e urogenital.

16.5 DESENVOLVIMENTO DOS MEMBROS

Durante a quarta semana, os membros superiores e inferiores começam a se formar. Surgem pequenos botões de tecido nos locais onde os membros se desenvolverão. Esses botões crescem e se diferenciam em estruturas mais complexas ao longo do desenvolvimento subsequente.

CONCLUSÃO

A quarta semana do desenvolvimento embrionário é um período de grande atividade, em que ocorre a formação dos principais sistemas e órgãos do embrião. Os eventos desse estágio estabelecem as bases para a organogênese e a formação dos tecidos e estruturas que compõem o corpo humano em desenvolvimento. Compreender a quarta semana do desenvolvimento embrionário é crucial para entender a complexidade e a progressão desse processo fundamental.

Figura 16: Organogênese

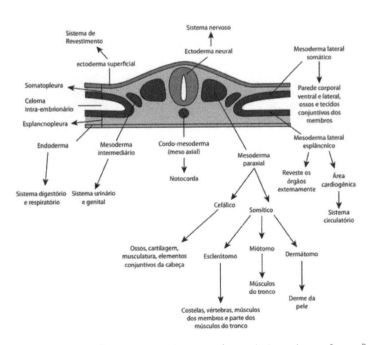

Na imagem há a ilustração do processo de organogênese, destacando-se a formação e o desenvolvimento dos órgãos durante o desenvolvimento embrionário. (https://querobolsa.com.br/enem/biologia/organogenese Fonte: https://uab.ufsc.br/biologia/files/2020/08/Capitulo_07.pdf).

CAPÍTULO 17
NEURULAÇÃO E FORMAÇÃO DO TUBO NEURAL: A BASE DO SISTEMA NERVOSO

A neurulação é um processo crucial que ocorre durante o desenvolvimento embrionário, resultando na formação do tubo neural. Essa etapa marca o início da diferenciação e do desenvolvimento do sistema nervoso central. Neste capítulo, detalharemos a neurulação e a formação do tubo neural, desde a indução até a sua organização estrutural, e destacaremos a importância desse processo para o desenvolvimento do sistema nervoso.

17.1 INDUÇÃO E ORGANIZAÇÃO INICIAL

A neurulação é desencadeada por sinais moleculares que levam à formação do tubo neural a partir do ectoderma dorsal. Durante essa etapa, uma região especializada chamada placa neural surge no ectoderma dorsal. A placa neural é influenciada por sinais provenientes do mesoderma circundante e do notocorda, que induzem a sua diferenciação em células precursoras do sistema nervoso.

17.2 ELEVAÇÃO E DOBRAMENTO DO TUBO NEURAL

Conforme o desenvolvimento avança, a placa neural começa a se elevar e formar pregas neurais ao longo do eixo longitudinal do embrião. Essas pregas neurais se fundem gradualmente, criando um sulco neural e, posteriormente, um tubo neural oco.

Esse processo de elevação e dobramento do tubo neural ocorre no sentido cranial-caudal e é essencial para a formação adequada do sistema nervoso central.

17.3 DIFERENCIAÇÃO REGIONAL DO TUBO NEURAL

O tubo neural se diferencia em diferentes regiões, que darão origem às estruturas específicas do sistema nervoso central. O prosencéfalo, o mesencéfalo e o rombencéfalo são as três principais regiões que se desenvolvem a partir do tubo neural. Cada região posterior do tubo neural também se subdivide em segmentos que se desenvolverão em partes específicas do cérebro e da medula espinhal.

17.4 FORMAÇÃO DOS DERIVADOS DO TUBO NEURAL

A partir do tubo neural, surgem várias estruturas essenciais do sistema nervoso. O prosencéfalo se diferencia no telencéfalo e no diencéfalo, que darão origem a regiões como o córtex cerebral, os gânglios da base e o tálamo. O mesencéfalo se desenvolve no mesencéfalo propriamente dito, que é responsável por funções como o processamento visual e auditivo. O rombencéfalo se diferencia no metencéfalo e no mielencéfalo, que formam estruturas como a ponte, o cerebelo e o bulbo.

17.5 IMPORTÂNCIA DO TUBO NEURAL

O tubo neural é a base do sistema nervoso central, e a sua formação adequada é crucial para o desenvolvimento normal do cérebro e da medula espinhal. Anomalias na neurulação e no desenvolvimento do tubo neural podem resultar em defeitos congênitos, como a espinha bífida e a anencefalia.

CONCLUSÃO

A neurulação e a formação do tubo neural são processos essenciais no desenvolvimento embrionário, estabelecendo as bases para a formação do sistema nervoso central. A compreensão desses eventos-chave é fundamental para entender a complexidade e a progressão do desenvolvimento do sistema nervoso.

Figura 17: Neurulação

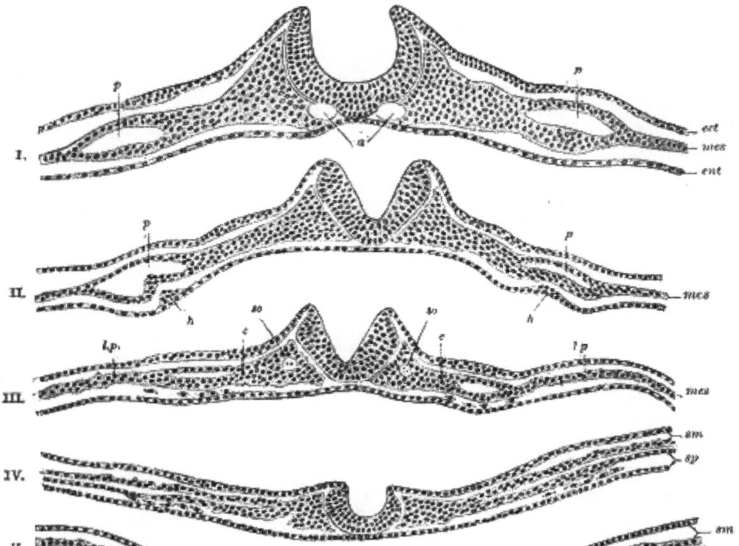

Observe a secção transversal, a qual ilustra a progressão de uma placa neural para o sulco neural, em uma vista de baixo para cima. (https://pt.wikipedia.org/wiki/Neurula%C3%A7%C3%A3o).

CAPÍTULO 18
DESENVOLVIMENTO DO TUBO NEURAL: A CONSTRUÇÃO DO SISTEMA NERVOSO CENTRAL

O desenvolvimento do tubo neural é um processo fundamental durante a embriogênese, pois é responsável pela formação do sistema nervoso central. Neste capítulo, exploraremos em detalhes as etapas-chave e os eventos envolvidos no desenvolvimento do tubo neural, desde a indução até a sua organização estrutural. Compreender esse processo é essencial para compreender a complexidade e a importância do sistema nervoso central no desenvolvimento humano.

18.1 INDUÇÃO DO TUBO NEURAL

O processo de indução do tubo neural ocorre durante as primeiras semanas do desenvolvimento embrionário. O notocorda, uma estrutura mesodérmica, desempenha um papel crucial nessa indução, liberando sinais moleculares que instruem o ectoderma sobre sua diferenciação em tecido neural. A interação entre o notocorda e o ectoderma dorsal resulta na formação da placa neural, o precursor do tubo neural.

18.2 FORMAÇÃO DO SULCO NEURAL

A placa neural se estende longitudinalmente ao longo do embrião, formando uma faixa estreita chamada sulco neural. O sulco neural é o primeiro passo na formação do tubo neural. À medida que o desenvolvimento avança, o sulco neural se aprofunda e se estreita, formando pregas neurais em ambos os lados. Essas pregas neurais se movem gradualmente em direção ao centro do embrião e se fundem, formando o tubo neural.

18.3 DIFERENCIAÇÃO REGIONAL DO TUBO NEURAL

O tubo neural se diferencia em três regiões principais: o prosencéfalo, o mesencéfalo e o rombencéfalo. Essas regiões darão origem a diferentes partes do sistema nervoso central. O prosencéfalo se desenvolverá em estruturas como o telencéfalo e o diencéfalo, que são responsáveis por funções superiores do cérebro. O mesencéfalo se diferenciará no mesencéfalo propriamente dito, que é importante para funções sensoriais e motoras. O rombencéfalo se desenvolverá no metencéfalo e no mielencéfalo, que darão origem a estruturas como o cerebelo e o bulbo, envolvidos no controle motor e na coordenação.

18.4 FECHAMENTO DO TUBO NEURAL

Após a formação do tubo neural, suas extremidades cefálica e caudal começam a se fechar. O fechamento ocorre em direção cranial e caudal, protegendo o tubo neural em desenvolvimento. O fechamento inadequado do tubo neural pode levar a defeitos congênitos graves, como a espinha bífida.

18.5 DIFERENCIAÇÃO CELULAR E FORMAÇÃO DOS DERIVADOS DO TUBO NEURAL

À medida que o tubo neural se fecha, ocorre uma diferenciação celular subsequente. As células ao longo do tubo neural se diferenciam em diferentes tipos celulares, incluindo os neuroblastos, que são os precursores dos neurônios. Esses neuroblastos se multiplicam e migram para suas posições adequadas ao longo do tubo neural, iniciando a formação do sistema nervoso central.

CONCLUSÃO

O desenvolvimento do tubo neural é um processo complexo e crucial para a formação do sistema nervoso central. A indução, formação do sulco neural, diferenciação regional, fechamento e subsequente diferenciação celular são etapas-chave nesse processo. O conhecimento detalhado sobre o desenvolvimento do tubo neural é fundamental para entender as bases do sistema nervoso central e as origens de várias estruturas cerebrais e medulares.

Figura 18: Formação do tubo neural

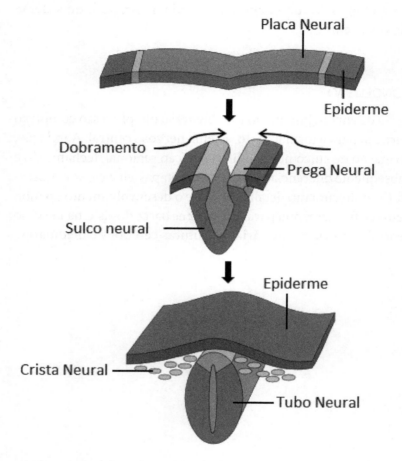

A imagem ilustra a neurulação em anfíbios e amniotas. Observe, como indicado a epiderme externa, o tubo neural interno e no meio se formam as cristas neurais.

CAPÍTULO 19
DESENVOLVIMENTO E IMPORTÂNCIA DAS CRISTAS NEURAIS: A VERSATILIDADE DAS PRECURSORAS DE TECIDOS

No processo de desenvolvimento embrionário, as cristas neurais desempenham um papel fundamental na formação de uma ampla variedade de tecidos e estruturas em diferentes sistemas do corpo. Neste capítulo, abordaremos o desenvolvimento e a importância das cristas neurais, destacando sua versatilidade como precursoras de tecidos e seu papel na formação de estruturas cruciais.

19.1 ORIGEM E MIGRAÇÃO DAS CRISTAS NEURAIS

As cristas neurais surgem durante a neurulação, quando as células ectodérmicas adjacentes ao tubo neural adquirem uma identidade única. Essas células passam por uma transição epitelial-mesenquimal, tornando-se células de crista neural. Uma vez formadas, as células da crista neural migram para diferentes regiões do embrião, seguindo rotas específicas.

19.2 DIFERENCIAÇÃO EM DIFERENTES TECIDOS

As células da crista neural possuem um potencial único de diferenciação, podendo originar uma ampla variedade de tecidos e estruturas. Essa versatilidade é possível devido à plasticidade das células da crista neural e às interações complexas entre fatores genéticos e ambientais. As células da crista neural podem se diferenciar em neurônios e células da glia do sistema nervoso periférico, células pigmentares, células do sistema cardiovascular, tecido ósseo e cartilaginoso, entre outros.

19.3 FORMAÇÃO DO SISTEMA NERVOSO PERIFÉRICO

As células da crista neural desempenham um papel crucial na formação do sistema nervoso periférico. Elas se diferenciam em células nervosas e células da glia, que formam os gânglios nervosos sensoriais, os gânglios autônomos, os nervos periféricos e a bainha de mielina ao redor dos axônios. A migração das células da crista neural para locais específicos é essencial para o correto desenvolvimento e conexão dessas estruturas.

19.4 CONTRIBUIÇÃO PARA A FORMAÇÃO DA CABEÇA E DO ROSTO

As células da crista neural também têm um papel significativo na formação da cabeça e do rosto. Elas contribuem para a formação das estruturas esqueléticas da face, como os ossos do crânio e da face, assim como os músculos e tecidos conjuntivos associados. Além disso, as células da crista neural estão envolvidas na formação das cartilagens da orelha e do nariz, bem como na pigmentação da pele, cabelo e olhos.

19.5 PAPEL NA FORMAÇÃO DO SISTEMA CARDIOVASCULAR

As células da crista neural desempenham um papel crucial na formação do sistema cardiovascular. Elas contribuem para a formação das células musculares lisas das grandes artérias e dos septos do coração. Além disso, as células da crista neural também são responsáveis pela formação das células endoteliais dos vasos sanguíneos.

19.6 IMPORTÂNCIA CLÍNICA

Defeitos no desenvolvimento das cristas neurais podem levar a uma série de distúrbios congênitos, como as síndromes de DiGeorge e de Waardenburg. Essas condições afetam várias estruturas e sistemas do corpo, destacando a importância crítica das cristas neurais para o desenvolvimento normal.

CONCLUSÃO

As cristas neurais representam um grupo de células altamente versáteis e migratórias que desempenham um papel central no desenvolvimento embrionário. Sua capacidade de se diferenciar em uma ampla gama de tecidos e estruturas é crucial para a formação adequada do sistema nervoso periférico, da cabeça, do rosto e do sistema cardiovascular. O estudo das cristas neurais não apenas nos ajuda a compreender a complexidade do desenvolvimento embrionário, mas também tem implicações clínicas importantes para o diagnóstico e tratamento de distúrbios congênitos.

Figura 19.1: Migração das células das cristas neurais

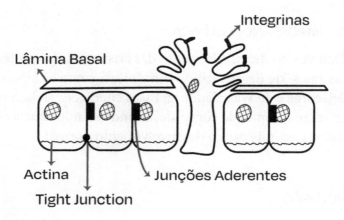

Na figura podem-se observar as características da migração da crista neural, destacando dentre elas a perda da adesão celular, a expressão de integrinas e a passagem das células pela lâmina basal. (https://pt.wikipedia.org/wiki/Crista_neural).

Figura 19.2: Derivados das cristas neurais

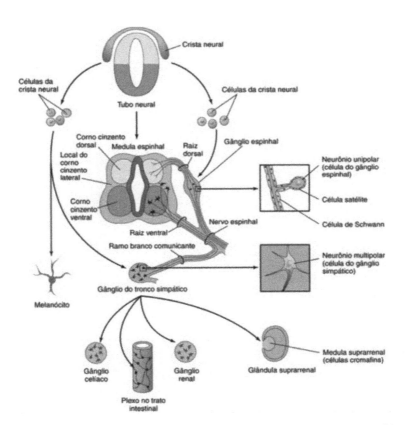

Observe na imagem os derivados das cristas neurais, destacando a origem embrionária das células que dão origem a estruturas como gânglios nervosos, células pigmentadas, tecido ósseo e cartilaginoso da face, entre outros. (https://quizlet.com/br/763385123/embriologia-snc-flash-cards/).

CAPÍTULO 20
DOBRAMENTO E FECHAMENTO DO EMBRIÃO: UMA DANÇA COREOGRAFADA DE TRANSFORMAÇÕES

Durante o desenvolvimento embrionário, o processo de dobramento e fechamento do embrião desempenha um papel crítico na formação das estruturas tridimensionais do corpo humano. Neste capítulo, veremos em detalhes nesse fascinante processo, destacando os períodos em que ocorrem e os eventos específicos que moldam a arquitetura do embrião em desenvolvimento.

20.1 PERÍODO DE DOBRAMENTO CEFALOCAUDAL

O dobramento cefalocaudal marca o primeiro estágio desse processo. Acontece por volta do final da terceira semana de desenvolvimento, quando o embrião tem uma aparência achatada. Nesse estágio, o embrião começa a se curvar ao longo do eixo cefalocaudal. A região cefálica do embrião se dobra em direção à região ventral, enquanto a região caudal se dobra em direção à região dorsal. Esse dobramento cria uma curvatura em forma de "C" e define as regiões cefálica, torácica e abdominal.

20.2 PERÍODO DE DOBRAMENTO TRANSVERSAL

Após o dobramento cefalocaudal, inicia-se o período de dobramento transversal, por volta do final da terceira semana até o início da quarta semana de desenvolvimento. Durante esse estágio, ocorre o dobramento lateral do embrião. As bordas laterais do embrião começam a se aproximar do centro, trazendo as estruturas laterais em direção ao plano médio. Esse dobramento transversal é crucial para a formação correta da cavidade torácica e abdominal e ocorre simultaneamente com o dobramento cefalocaudal.

20.3 FECHAMENTO DO TUBO NEURAL

Simultaneamente ao dobramento do embrião, ocorre o fechamento do tubo neural. O tubo neural é formado a partir da placa neural, uma estrutura plana no embrião. O fechamento do tubo neural ocorre durante a quarta semana de desenvolvimento. À medida que o tubo neural se dobra e fecha, as bordas neurais se aproximam e se fundem, formando o tubo neural fechado. Esse processo ocorre tanto na região cefálica quanto na região caudal do embrião. O fechamento inadequado do tubo neural pode levar a defeitos do tubo neural, como a espinha bífida.

20.4 FECHAMENTO DA PAREDE CORPORAL

Conforme o embrião passa pelos estágios de dobramento cefalocaudal e transversal, ocorre o fechamento da parede corporal. Durante a quarta semana de desenvolvimento, as camadas externas do embrião se aproximam e se fundem, formando a parede corporal completa. Esse fechamento é essencial para a formação correta dos órgãos internos e para a proteção do embrião em desenvolvimento.

20.5 IMPORTÂNCIA DOS EVENTOS DE DOBRAMENTO E FECHAMENTO

O processo de dobramento e fechamento do embrião é essencial para a formação das estruturas tridimensionais do corpo humano. Ele estabelece a arquitetura básica do embrião em desenvolvimento, permitindo a formação das cavidades torácica e abdominal, o posicionamento correto dos órgãos e a definição das regiões cefálica, torácica e abdominal. Além disso, o fechamento adequado do tubo neural é crucial para o desenvolvimento do sistema nervoso central.

CONCLUSÃO

O processo de dobramento e fechamento do embrião é uma dança coreografada de transformações que ocorre durante a terceira e quarta semanas de desenvolvimento. O dobramento cefalocaudal, o dobramento transversal, o fechamento do tubo neural e o fechamento da parede corporal são eventos interconectados que moldam a estrutura tridimensional do embrião em desenvolvimento. Compreender a cronologia e a importância desses eventos é fundamental para entender a formação do corpo humano durante o desenvolvimento embrionário.

Figura 20.1: Dobramento embrionário no final da terceira semana

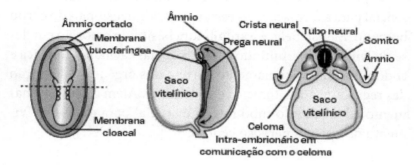

A imagem central mostra a seção sagital correspondente, de modo a permitir a visualização do dobramento ao longo do eixo craniocaudal; e a imagem direita mostra a seção transversal correspondente. (https://edisciplinas.usp.br/pluginfile.php/7695134/mod_resource/content/1/Texto%20de%20Apoio%20V.%20O%20Fechamento%20do%20Embri%C3%A3o%20e%20Destino%20Posterior%20dos%20Folhetos%20Embrion%C3%A1rios.pdf).

20.2: Embrião em meados da quarta semana

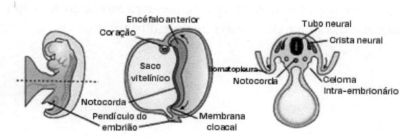

A imagem à esquerda mostra representação do embrião completo em vista lateral. Observe que a imagem central mostra a seção sagital correspondente, a fim de que haja a visualização do dobramento ao longo do eixo craniocaudal; e a imagem direita mostra a seção transversal correspondente. O plano de seccionamento está indicado por linhas pontilhadas. (https://edisciplinas.usp.br/pluginfile.php/7695134/mod_resource/content/1/Texto%20de%20Apoio%20V.%20O%20Fechamento%20do%20Embri%C3%A3o%20e%20Destino%20Posterior%20dos%20Folhetos%20Embrion%C3%A1rios.pdf).

CAPÍTULO 20   119

Figura 20.3: Dobramento e fechamento do embrião

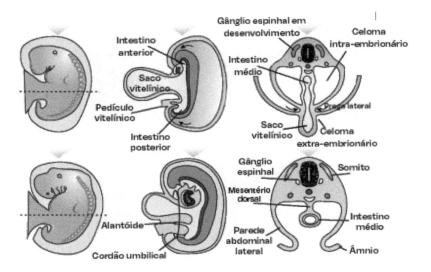

Na sequência de imagens da primeira linha observe o embrião no final da quarta semana. E na sequência de imagens da segunda linha, observe o embrião no início da quinta semana, completamente fechado exceto na região do duto vitelínico. É importante notar que o processo de dobramento do embrião colabora para posicionar o saco vitelínico e o pedículo embrionário adjacentes um ao outro, além da sua fusão resultar no primórdio do cordão umbilical. (https://edisciplinas.usp.br/pluginfile.php/7695134/mod_resource/content/1/Texto%20de%20Apoio%20V.%20O%20Fechamento%20do%20Embri%C3%A3o%20e%20Destino%20Posterior%20dos%20Folhetos%20Embrion%C3%A1rios.pdf).

CAPÍTULO 21
ORGANOGÊNESE NO EMBRIÃO: OS ESTÁGIOS DA FORMAÇÃO DOS ÓRGÃOS

A organogênese é o processo dinâmico pelo qual os tecidos e órgãos se desenvolvem a partir das camadas germinativas durante o período embrionário. Neste capítulo, serão ressaltados os estágios da organogênese, destacando os principais eventos e períodos em que ocorrem, fornecendo uma visão detalhada da formação dos órgãos durante o desenvolvimento embrionário.

21.1 ESTÁGIO DO EMBRIÃO TRILAMINAR

O estágio inicial da organogênese ocorre no embrião trilaminar, que se forma após a gastrulação, por volta da terceira semana de desenvolvimento. Nesse estágio, as três camadas germinativas – ectoderma, mesoderma e endoderma – são estabelecidas. Cada camada germinativa desempenha um papel específico na formação dos tecidos e órgãos.

21.2 PERÍODO DE EMBRIOGÊNESE PRIMÁRIA

Durante a quarta e quinta semanas de desenvolvimento, ocorre a chamada embriogênese primária. Nesse período, a ênfase está na formação dos sistemas nervoso e cardiovascular, bem como no desenvolvimento inicial dos principais órgãos. O tubo neural, derivado do ectoderma, dá origem ao sistema nervoso central, enquanto as células do mesoderma formam o coração e os vasos sanguíneos primários.

21.3 PERÍODO DE EMBRIOGÊNESE SECUNDÁRIA

No período da embriogênese secundária, que ocorre aproximadamente entre a sexta e a oitava semanas de desenvolvimento, os órgãos e sistemas se aprimoram e se diferenciam ainda mais. Durante esse estágio, ocorre o desenvolvimento de órgãos importantes, como os rins, os pulmões, o sistema digestivo e os órgãos sexuais primários. Além disso, os membros superiores e inferiores começam a se formar a partir de brotos dos membros, que são extensões do mesoderma.

21.4 ESTÁGIO FETAL

Por volta da nona semana de desenvolvimento, inicia-se o estágio fetal, marcado pelo crescimento e refinamento contínuo dos órgãos e sistemas formados durante a organogênese. Nesse estágio, os órgãos continuam a se diferenciar e se aperfeiçoar em termos de tamanho, forma e funcionalidade. O desenvolvimento dos órgãos sexuais secundários e outros detalhes específicos também ocorre nesse período.

21.5 PADRÕES E SINALIZAÇÃO MOLECULAR

Durante toda a organogênese, os padrões e a sinalização molecular desempenham um papel essencial na determinação da formação dos órgãos. Fatores de crescimento, proteínas sinalizadoras e interações celulares complexas direcionam a proliferação, migração e diferenciação das células, contribuindo para a formação de estruturas específicas e a especialização dos tecidos.

21.6 IMPORTÂNCIA CLÍNICA

O entendimento dos estágios da organogênese e dos eventos-chave que ocorrem durante o desenvolvimento embrionário é de suma importância clínica. Muitas malformações congênitas resultam de falhas nos processos de organogênese. O conhecimento desses eventos pode ajudar na detecção precoce e no tratamento de anomalias e distúrbios relacionados ao desenvolvimento dos órgãos.

CONCLUSÃO

A organogênese é um processo complexo e fascinante que ocorre durante o desenvolvimento embrionário. Os estágios da formação dos órgãos, desde o embrião trilaminar até o estágio fetal, envolvem a diferenciação e a especialização das camadas germinativas para formar os tecidos e órgãos fundamentais. A compreensão desses estágios e dos eventos-chave que ocorrem em cada período nos fornece uma visão mais profunda da maravilhosa transformação que ocorre durante a organogênese no embrião.

Figura 21: Destino das populações celulares ao longo do período embrionário

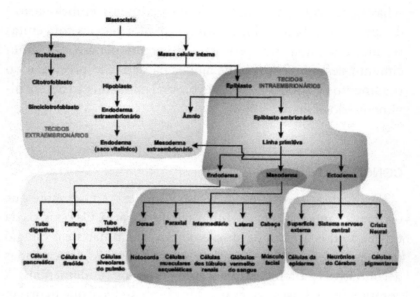

A imagem resume a origem e o destino das diferentes populações celulares embrionárias, bem como extraembrionárias, derivadas do blastocisto (com exceção das células germinativas primordiais).
(https://edisciplinas.usp.br/pluginfile.php/7695134/mod_resource/content/1/Texto%20de%20Apoio%20V.%20O%20Fechamento%20do%20Embri%C3%A3o%20e%20Destino%20Posterior%20dos%20Folhetos%20Embrion%C3%A1rios.pdf).

CAPÍTULO 22
DESENVOLVIMENTO EMBRIONÁRIO: PRINCIPAIS EVENTOS ENTRE A QUINTA E A OITAVA SEMANAS

O período entre a quinta e a oitava semanas de desenvolvimento embrionário é uma fase crucial na formação dos órgãos e sistemas do corpo humano. Neste capítulo, examinaremos os principais eventos que ocorrem durante esse período, destacando os avanços significativos no desenvolvimento embrionário.

22.1 ESTABELECIMENTO DOS SISTEMAS E ÓRGÃOS FUNDAMENTAIS

Durante esse período, os sistemas e órgãos fundamentais começam a se formar e se diferenciar. O sistema nervoso central passa por um desenvolvimento significativo, com a expansão do tubo neural e a formação de estruturas cerebrais primitivas. O coração continua a se desenvolver, adquirindo uma forma mais definida, e os vasos sanguíneos principais são estabelecidos. O sistema digestivo começa a se formar, com a formação do intestino primitivo e suas regiões distintas, como o intestino anterior, médio e posterior.

22.2 DESENVOLVIMENTO DOS MEMBROS

Um dos eventos mais notáveis entre a quinta e a oitava semanas é o desenvolvimento dos membros superiores e inferiores. Durante esse período, os brotos dos membros se formam a partir do mesoderma e começam a se alongar e se diferenciar em estruturas mais complexas, incluindo ossos, músculos, articulações e dedos. A segmentação dos membros se torna mais aparente à medida que os tecidos se organizam em padrões específicos.

22.3 DIFERENCIAÇÃO DO SISTEMA REPRODUTOR

O sistema reprodutor também passa por um processo de diferenciação nesse período. As gônadas primordiais, que são os órgãos sexuais indiferenciados, começam a se desenvolver em testículos ou ovários. A diferenciação sexual é influenciada por fatores genéticos e hormonais e resulta na formação dos ductos e estruturas reprodutivas masculinas e femininas.

22.4 FORMAÇÃO DOS TECIDOS E ÓRGÃOS ESPECIALIZADOS

Entre a quinta e a oitava semanas, os tecidos e órgãos continuam a se especializar e a adquirir sua estrutura e função específicas. Por exemplo, o tecido ósseo começa a se formar, com a ossificação do esqueleto embrionário em processo de andamento. Os órgãos internos, como o fígado, os rins e os pulmões, passam por um processo de desenvolvimento e diferenciação mais avançados, preparando-se para suas funções futuras.

22.5 DESENVOLVIMENTO DO SISTEMA CIRCULATÓRIO

O sistema circulatório também sofre avanços significativos durante esse período. As artérias e veias principais continuam a se formar e a se ramificar, estabelecendo uma rede complexa de vasos sanguíneos. O coração se divide em quatro câmaras distintas e começa a bater em um ritmo regular, bombeando sangue pelo embrião em desenvolvimento.

22.6 INTERAÇÕES CELULARES E SINALIZAÇÃO MOLECULAR

Os eventos entre a quinta e a oitava semanas são regulados por uma complexa rede de interações celulares e sinalização molecular. Fatores de crescimento, proteínas sinalizadoras e expressão genética coordenam a proliferação, migração e diferenciação celular, garantindo que os tecidos e órgãos se desenvolvam adequadamente e em sincronia.

CONCLUSÃO

Entre a quinta e a oitava semanas do desenvolvimento embrionário, ocorrem avanços cruciais na formação dos órgãos e sistemas. Os eventos nesse período são fundamentais para o desenvolvimento e a diferenciação dos tecidos, a formação dos membros, a especialização dos órgãos e a preparação para as funções futuras do organismo em desenvolvimento. A compreensão desses eventos é essencial para a identificação precoce de anomalias e distúrbios relacionados ao desenvolvimento embrionário, permitindo intervenções adequadas e oportunas.

Figura 22: Estágios no desenvolvimento do embrião humano durante o período inicial da organogênese. A quarta semana de gravidez

Quarta Semana

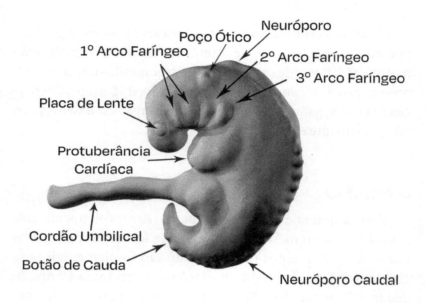

Ao longo da quarta semana observam-se o neuróporo anterior (cranial neuropore), os 1º 2º. e 3º. arcos faríngeos (1 st pharyngeal arch, 2nd pharyngeal arch, 3rd pharyngeal arch), o poço ótico (otic pit), a placa de lente (lens placode), protuberância cardíaca (a protuberância cardíaca), o cordão umbilical (umbilical cord), o neuróporo caudal (caudal neuropore) e o botão de cauda (tail bud). (https://www.istockphoto.com/br/foto/gravidez-embri%C3%A3o-de-4-semanas-gm874064066-244075991).

CAPÍTULO 23
PLACENTA E PLACENTAÇÃO: RELAÇÕES MATERNO-FETAIS E O PAPEL ESSENCIAL DA PLACENTA

A placenta desempenha um papel fundamental durante a gestação, fornecendo um ambiente adequado para o desenvolvimento e o crescimento do feto. Neste capítulo, analisaremos a formação da placenta e o processo de placentação, destacando as relações materno-fetais e a importância vital da placenta para a saúde e o bem-estar do feto em desenvolvimento.

23.1 FORMAÇÃO DA PLACENTA

A formação da placenta ocorre durante o primeiro trimestre da gestação. Após a fertilização, o blastocisto, uma estrutura em forma de bola composta por uma massa interna de células (embrioblasto) e uma camada externa de células (trofoblasto), se implanta no endométrio do útero materno. O trofoblasto desempenha um papel crucial na formação da placenta, desenvolvendo-se em duas camadas distintas: o citotrofoblasto, que está em contato direto com o embrioblasto, e o sinciciotrofoblasto, que está em contato com o tecido materno.

23.2 PLACENTAÇÃO

A placentação refere-se ao processo pelo qual os vasos sanguíneos do embrião em desenvolvimento se conectam com os vasos sanguíneos maternos, estabelecendo a circulação sanguínea entre a mãe e o feto. Existem diferentes tipos de placentação, dependendo da espécie, mas a placentação hemocorial é a forma mais comum nos seres humanos. Nesse tipo de placentação, as vilosidades coriônicas, projeções do sinciciotrofoblasto, penetram nos espaços do tecido materno, formando a interface placentária.

23.3 FUNÇÕES DA PLACENTA

A placenta desempenha várias funções essenciais para o desenvolvimento fetal saudável. Ela atua como uma barreira protetora, impedindo a passagem de substâncias nocivas do ambiente materno para o feto. Além disso, a placenta permite a troca de nutrientes, oxigênio e resíduos metabólicos entre a mãe e o feto, garantindo um suprimento adequado de nutrientes e oxigênio para o crescimento e o desenvolvimento fetal.

23.4 RELAÇÕES MATERNO-FETAIS

A placenta estabelece uma relação simbiótica entre a mãe e o feto. Através da circulação sanguínea materna, a placenta fornece ao feto os nutrientes necessários para o seu crescimento, bem como hormônios essenciais para o desenvolvimento fetal. Por sua vez, o feto produz substâncias, como hormônios e fatores de crescimento, que desempenham um papel na manutenção e no desenvolvimento da placenta.

23.5 HORMÔNIOS PLACENTÁRIOS

A placenta é responsável pela produção de vários hormônios que desempenham papéis críticos durante a gestação. O hormônio gonadotrofina coriônica humana (hCG) é produzido pelas células trofoblásticas e é importante para a manutenção do corpo lúteo no início da gravidez. O hormônio lactogênio placentário humano (hPL) está envolvido no desenvolvimento das glândulas mamárias e na regulação do metabolismo materno. Além disso, a placenta produz estrogênio e progesterona, hormônios que desempenham um papel crucial na manutenção da gravidez e no desenvolvimento dos órgãos e tecidos fetais.

23.6 BARREIRAS PLACENTÁRIAS E TRANSFERÊNCIA DE SUBSTÂNCIAS

Durante a gestação, a placenta desempenha um papel vital na nutrição e proteção do feto em desenvolvimento. Neste capítulo, discutiremos as barreiras placentárias que garantem a transferência adequada de substâncias entre a mãe e o feto, garantindo um ambiente favorável ao crescimento e desenvolvimento do embrião. Exploraremos os diferentes mecanismos de transporte, bem como as barreiras físicas e fisiológicas que regulam essa transferência.

23.6.1 Barreira Placentária

A barreira placentária é composta por várias camadas de tecido e células especializadas que regulam o fluxo de substâncias entre o sistema materno e o sistema fetal. Essas barreiras são essenciais para proteger o feto contra agentes patogênicos e substâncias prejudiciais, enquanto permitem a transferência de nutrientes, oxigênio e hormônios necessários para o desenvolvimento fetal adequado.

23.6.2 Mecanismos de Transporte

Existem diferentes mecanismos de transporte envolvidos na transferência de substâncias através da placenta. O transporte passivo, como a difusão e a osmose, permite a transferência de substâncias lipossolúveis e pequenas moléculas através das membranas placentárias. Além disso, o transporte facilitado envolve o uso de proteínas transportadoras específicas para permitir a passagem de substâncias como glicose e aminoácidos. O transporte ativo, como a bomba de sódio-potássio, é necessário para a transferência de íons e nutrientes contra gradientes de concentração.

23.6.3 Barreiras Físicas

A placenta possui barreiras físicas que impedem a passagem de substâncias indesejáveis do sistema materno para o sistema fetal. A primeira barreira é formada pelas células endoteliais dos capilares placentários, que possuem junções estreitas para evitar a passagem de moléculas grandes, como anticorpos maternos. Além disso, as células trofoblásticas formam uma camada de tecido que separa as circulações materna e fetal, atuando como uma barreira adicional.

23.6.4 Barreiras Fisiológicas

Há também barreiras fisiológicas que controlam seletivamente a transferência de substâncias entre a mãe e o feto. A placenta possui enzimas que metabolizam substâncias como medicamentos, hormônios e toxinas, reduzindo sua disponibilidade para o feto. O fígado fetal também desempenha um papel na desintoxicação de substâncias nocivas. Além disso, a placenta produz uma variedade de hormônios, como o hormônio placentário lactogênio e o hormônio estimulador de tireoide, que desempenham funções essenciais no desenvolvimento fetal.

23.6.5 Transferência de Substâncias

A transferência de substâncias através da placenta ocorre por meio de diferentes mecanismos dependendo das características das substâncias. Os nutrientes, como glicose, aminoácidos, ácidos graxos e vitaminas, são transportados ativamente ou por difusão facilitada. O oxigênio é transferido por difusão simples a partir do sangue materno para o fetal. Hormônios maternos e fatores de crescimento também atravessam a barreira placentária para regular o desenvolvimento fetal. No entanto, nem todas as substâncias são facilmente transferidas, e algumas, como certos medicamentos e substâncias tóxicas, podem ser limitadas pela barreira placentária.

As barreiras placentárias desempenham um papel crucial na transferência adequada de substâncias entre a mãe e o feto. As barreiras físicas e fisiológicas da placenta garantem a proteção do feto contra substâncias prejudiciais, enquanto permitem a passagem de nutrientes essenciais e hormônios para o desenvolvimento fetal adequado. O entendimento dessas barreiras e dos mecanismos de transporte é fundamental para a compreensão do desenvolvimento fetal e para a identificação de possíveis intervenções terapêuticas no contexto de complicações placentárias.

CONCLUSÃO

A placenta desempenha um papel fundamental no desenvolvimento fetal, fornecendo nutrientes, oxigênio e remoção de resíduos metabólicos. Ela também atua como uma barreira protetora, garantindo um ambiente adequado para o feto em desenvolvimento. As relações materno-fetais são complexas e envolvem uma comunicação delicada entre a placenta e o organismo materno. A compreensão dos processos envolvidos na formação da placenta, a placentação e as funções placentárias é essencial para a saúde e o bem-estar tanto da mãe quanto do feto durante a gestação.

Figura 23: Ilustração esquemática de um segmento da placenta

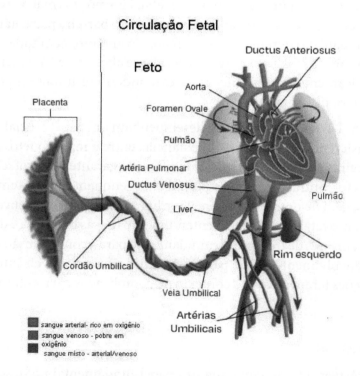

Na imagem observa-se a circulação para a mãe, a partir das artérias umbilicais e da mãe, a partir da veia umbilical. Destacam-se a parede do útero, a placa basal, a vilosidade coriônica, o espaço interviloso (lacuna), as duas artérias umbilicais a veia umbilical, o cordão umbilical e a placa coriônica. (https://www.hospitalinfantilsabara.org.br/sintomas-doencas-tratamentos/circulacao-fetal/).

CAPÍTULO 24
DESTINO DOS ANEXOS FETAIS: A EVOLUÇÃO E A FUNÇÃO DOS ANEXOS DURANTE O DESENVOLVIMENTO EMBRIONÁRIO

Durante o desenvolvimento embrionário, o embrião humano passa por um processo complexo de formação e crescimento dos anexos fetais. Neste capítulo, avaliaremos o destino dos anexos fetais, destacando a evolução dessas estruturas e sua função essencial no fornecimento de suporte e proteção ao embrião em desenvolvimento.

24.1 O ALANTOIDE

O alantoide é um dos anexos embrionários formados durante o desenvolvimento inicial do embrião. Neste capítulo, exploraremos em detalhes o destino e a função do alantoide, destacando sua importância no desenvolvimento embrionário.

Durante a gastrulação, uma pequena bolsa em forma de tubo chamada de alantoide se forma a partir da extremidade posterior do embrião. Inicialmente, o alantoide está localizado dentro do saco vitelínico, mas à medida que o embrião cresce, ele se projeta para o pedúnculo embrionário e, posteriormente, se liga ao intestino posterior. O alantoide desempenha um papel crucial no desenvolvimento do sistema vascular e urinário do embrião.

A função primária do alantoide é desempenhar um papel na formação do sistema circulatório e excretor do embrião. Ele é responsável pela formação dos vasos sanguíneos e da circulação embrionária, bem como pela produção e armazenamento de células-tronco hematopoiéticas, que são precursoras das células sanguíneas. Além disso, o alantoide também está envolvido na excreção de resíduos metabólicos do embrião.

Durante o desenvolvimento embrionário, o alantoide passa por uma série de mudanças estruturais e funcionais. Inicialmente, ele é revestido por uma camada de células epiteliais, que posteriormente se diferencia em células mesenquimais. Essas células mesenquimais são responsáveis por formar os vasos sanguíneos e as células sanguíneas do embrião. O alantoide também se conecta ao intestino posterior, onde ocorre a formação do âmnio e do ducto vitelínico.

O alantoide desempenha um papel essencial no desenvolvimento embrionário, fornecendo suporte vascular e excretor para o embrião. Além disso, as células-tronco hematopoiéticas presentes no alantoide são fundamentais para a formação do sistema sanguíneo do embrião. Estudos mostraram que o alantoide também desempenha um papel na resposta imunológica embrionária, fornecendo um ambiente propício para a maturação de células do sistema imunológico.

O alantoide é um anexo fetal importante no desenvolvimento embrionário, desempenhando funções vitais na formação do sistema circulatório e excretor do embrião. Sua capacidade de formar vasos sanguíneos, células sanguíneas e armazenar células-tronco hematopoiéticas é crucial para o desenvolvimento adequado do embrião. Compreender o destino e a função do alantoide é fundamental para a compreensão global do desenvolvimento embrionário e para a identificação de possíveis aplicações clínicas e terapêuticas no futuro.

24.2 O SACO VITELÍNICO

O saco vitelínico é uma das primeiras estruturas a se formar durante o desenvolvimento embrionário. Inicialmente, ele desempenha um papel importante na nutrição do embrião, fornecendo nutrientes derivados do vitelo presente no saco. À medida que o embrião se desenvolve e o sistema circulatório se estabelece, o saco vitelínico diminui de tamanho e suas funções nutritivas são assumidas pela placenta.

24.3 O ÂMNIO

O âmnio é uma membrana que envolve o embrião e se enche de líquido amniótico. Ele desempenha um papel crucial na proteção e no desenvolvimento adequado do embrião. O líquido amniótico fornece um ambiente líquido e estável para o embrião, protegendo-o contra lesões e permitindo o movimento livre dos membros. À medida que o embrião cresce, o âmnio expande e se torna a principal cavidade do saco amniótico, que envolve o feto durante toda a gestação.

24.4 O CÓRION

O córion é a membrana externa que envolve o embrião e está em contato direto com o tecido materno. Ele desempenha um papel importante na interação entre o embrião e o útero materno, facilitando a troca de nutrientes, gases e resíduos metabólicos. À medida que a placenta se desenvolve, o córion se funde com o trofoblasto, formando uma camada externa resistente que protege o embrião em desenvolvimento.

24.5 A PLACENTA

A placenta é o principal anexo fetal e desempenha um papel vital na nutrição, oxigenação e remoção de resíduos do feto em desenvolvimento. Ela é formada a partir das vilosidades coriônicas, que se projetam no tecido materno e estabelecem uma interface placentária. A placenta também é responsável pela produção de hormônios essenciais para a manutenção da gravidez e o desenvolvimento fetal adequado.

24.6 O CORDÃO UMBILICAL

O cordão umbilical é uma estrutura flexível que conecta o feto à placenta. Ele contém duas artérias umbilicais que transportam sangue desoxigenado do feto para a placenta e uma veia umbilical que transporta sangue oxigenado e nutrientes da placenta para o feto. O cordão umbilical é essencial para a troca de substâncias entre o feto e a placenta, fornecendo suporte vascular crucial para o desenvolvimento fetal.

CONCLUSÃO

Os anexos fetais desempenham papéis essenciais no desenvolvimento e na proteção do embrião em crescimento. O saco vitelínico, o âmnio, o córion, a placenta e o cordão umbilical colaboram para fornecer suporte nutricional, oxigenação, proteção e remoção de resíduos metabólicos ao feto. Compreender o destino e a função dos anexos fetais é fundamental para a compreensão global do desenvolvimento embrionário e para a promoção de uma gestação saudável.

Figura 24: Diagrama de seção transversal do cordão umbilical humano

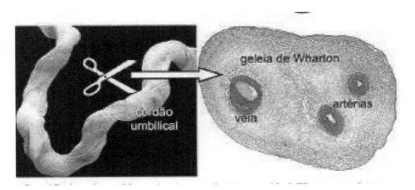

Na imagem podem-se observar a geleia de Wharton subamniótica, intervascular e perivascular, além da veia umbilical e das artérias umbilicais, bem como o alantoide. (**https:// www.fetalmed.net/geleia-de-wharton/**).

CAPÍTULO 25
ANOMALIAS DO DESENVOLVIMENTO

As anomalias do desenvolvimento são alterações que ocorrem durante o processo de formação de um organismo, resultando em alterações estruturais, funcionais ou genéticas. Essas anomalias podem ocorrer em qualquer estágio do desenvolvimento embrionário, desde a concepção até o nascimento, e podem afetar diversos sistemas e órgãos do corpo humano.

Existem diferentes causas para as anomalias do desenvolvimento, e muitas vezes elas são multifatoriais. Fatores genéticos desempenham um papel importante, e algumas anomalias são causadas por alterações nos genes herdados dos pais. Além disso, fatores ambientais, como exposição a teratógenos (substâncias que podem causar malformações), infecções maternas, deficiências nutricionais e exposição a radiações, também podem desempenhar um papel significativo no desenvolvimento de anomalias.

As anomalias do desenvolvimento podem ser classificadas em diferentes categorias, dependendo da natureza da alteração. Podem ser estruturais, afetando a formação dos órgãos e sistemas, como anomalias cardíacas, craniofaciais, esqueléticas, entre outras. Também podem ser funcionais, interferindo no funcionamento de sistemas específicos, como distúrbios neurológicos, deficiências sensoriais ou distúrbios endócrinos. Além disso, algumas anomalias têm origem genética, envolvendo alterações nos cromossomos ou mutações em genes específicos.

O diagnóstico de anomalias do desenvolvimento pode ocorrer durante a gestação, por meio de exames pré-natais como a ultrassonografia ou testes genéticos específicos. Após o nascimento, o diagnóstico pode ser feito por meio de avaliação clínica e exames complementares, como testes genéticos e avaliações de imagem.

O tratamento das anomalias do desenvolvimento varia de acordo com a natureza e a gravidade da anomalia. Em alguns casos, intervenções cirúrgicas podem ser necessárias para corrigir malformações estruturais. Além disso, terapias medicamentosas e outras intervenções terapêuticas podem ser utilizadas para melhorar a função e a qualidade de vida dos indivíduos afetados. O tratamento muitas vezes envolve uma abordagem multidisciplinar, com a participação de médicos, cirurgiões, geneticistas, terapeutas e outros profissionais de saúde.

É importante ressaltar que, embora algumas anomalias do desenvolvimento possam ser preveníveis, nem todas podem ser evitadas. Medidas como a conscientização sobre fatores de risco, o aconselhamento genético pré-concepcional e cuidados adequados durante a gestação podem contribuir para a redução do risco de anomalias, mas é essencial compreender que nem todas as causas são totalmente conhecidas ou controláveis.

As anomalias do desenvolvimento representam alterações no processo normal de formação de um organismo, podendo ter impactos significativos na saúde e no bem-estar dos indivíduos afetados. O diagnóstico precoce, o tratamento adequado e o suporte multidisciplinar são fundamentais para melhorar a qualidade de vida desses indivíduos e proporcionar apoio às suas famílias. Além disso, a pesquisa contínua e o avanço científico são essenciais para entender melhor as causas e desenvolver estratégias de prevenção e tratamento mais eficazes.

As anomalias embrionárias são alterações que ocorrem durante o desenvolvimento do embrião e podem resultar em malformações ou disfunções nos sistemas e órgãos do corpo humano. Essas anomalias podem ser causadas por uma variedade de fatores, que podem atuar isoladamente ou em combinação, durante os estágios iniciais do desenvolvimento embrionário. Vamos explorar os principais fatores causadores de anomalias embrionárias:

25.1 FATORES GENÉTICOS E HEREDITÁRIOS

Os fatores genéticos têm um papel significativo no desenvolvimento embrionário. Alterações nos genes herdados dos pais podem levar a anomalias genéticas, como síndromes cromossômicas ou mutações genéticas específicas. Essas alterações podem afetar a formação adequada dos tecidos e órgãos, resultando em malformações embrionárias.

25.2 FATORES AMBIENTAIS E TERATÓGENOS

A exposição a substâncias químicas, chamadas teratógenos, durante a gravidez pode ter um impacto negativo no desenvolvimento embrionário. Essas substâncias podem incluir medicamentos, drogas ilícitas, álcool, tabaco, pesticidas, poluentes ambientais, entre outros. A exposição a teratógenos pode interferir na divisão celular, migração celular, diferenciação celular e desenvolvimento de órgãos, resultando em anomalias embrionárias.

25.3 FATORES NUTRICIONAIS

Deficiências nutricionais durante a gestação também podem desempenhar um papel na ocorrência de anomalias embrionárias. A falta de nutrientes essenciais, como vitaminas, minerais e ácido fólico, pode interferir no desenvolvimento normal do embrião. Por exemplo, a deficiência de ácido fólico tem sido associada a anomalias do tubo neural, como espinha bífida.

25.4 FATORES INFECCIOSOS

Infecções maternas durante a gravidez podem representar um risco para o desenvolvimento embrionário adequado. Algumas infecções, como rubéola, toxoplasmose, citomegalovírus e sífilis, podem atravessar a placenta e afetar diretamente o embrião em desenvolvimento, causando anomalias congênitas.

25.5 FATORES HORMONAIS E METABÓLICOS

Desregulações hormonais ou distúrbios metabólicos maternos também podem influenciar o desenvolvimento embrionário. Por exemplo, desequilíbrios hormonais, como no caso de diabetes gestacional não controlada, podem aumentar o risco de anomalias do desenvolvimento.

25.6 FATORES MECÂNICOS

Fatores mecânicos, como compressão ou restrição de movimento do embrião durante o desenvolvimento, também podem levar a anomalias. Isso pode ocorrer devido a condições uterinas anormais, como malformações uterinas ou tumores uterinos.

É importante ressaltar que muitas vezes as anomalias embrionárias resultam de uma combinação de fatores genéticos e ambientais, e cada indivíduo pode ter uma suscetibilidade genética única a esses fatores. Além disso, algumas anomalias embrionárias podem ocorrer espontaneamente, sem uma causa claramente identificável.

A compreensão dos fatores causadores de anomalias embrionárias é fundamental para a prevenção e o manejo dessas condições. Aconselhamento genético, cuidados pré-natais adequados, educação sobre riscos ambientais e adoção de um estilo de vida saudável durante a gravidez são medidas importantes para reduzir o risco de anomalias embrionárias.

As anomalias do desenvolvimento humano abrangem uma ampla variedade de condições que resultam em alterações estruturais, funcionais ou genéticas durante o processo de formação do embrião. Essas anomalias podem afetar diferentes sistemas e órgãos do corpo, e sua gravidade e impacto variam amplamente. Vamos explorar algumas das principais anomalias do desenvolvimento humano:

25.7 ANOMALIAS CARDÍACAS

As anomalias cardíacas congênitas são malformações do coração que podem ocorrer durante o desenvolvimento embrionário. Elas podem afetar a estrutura dos vasos sanguíneos, das válvulas cardíacas ou das câmaras cardíacas. Exemplos de anomalias cardíacas incluem comunicação interventricular, comunicação interatrial, tetralogia de Fallot e transposição das grandes artérias.

25.8 ANOMALIAS CRANIOFACIAIS

As anomalias craniofaciais afetam o desenvolvimento da cabeça e da face. Elas podem incluir malformações do crânio, como craniossinostose, e malformações do palato, como fissura labial e fissura palatina. Essas anomalias podem ter um impacto significativo na aparência e na função respiratória e alimentar do indivíduo.

25.9 ANOMALIAS DO SISTEMA NERVOSO

O sistema nervoso pode ser afetado por diversas anomalias, como espinha bífida, hidrocefalia, anencefalia e microcefalia. Essas condições podem resultar em malformações da medula espinhal, do cérebro e do crânio, levando a deficiências neurológicas e funcionais.

25.10 ANOMALIAS GENITOURINÁRIAS

As anomalias genitourinárias envolvem malformações nos sistemas reprodutor e urinário. Exemplos incluem anomalias renais, como rins policísticos, agenesia renal ou rim em ferradura, e anomalias do trato urinário, como hidronefrose ou refluxo vesicoureteral. Anomalias dos órgãos genitais, como hipospadia ou epispadia, também podem ocorrer.

25.11 ANOMALIAS ESQUELÉTICAS

As anomalias esqueléticas envolvem malformações nos ossos e articulações. Elas podem incluir condições como a displasia esquelética, acondroplasia (um tipo de nanismo), polidactilia (presença de dedos extras) ou braquidactilia (dedos curtos).

25.12 ANOMALIAS CROMOSSÔMICAS

As anomalias cromossômicas são alterações nos cromossomos que podem resultar em síndromes genéticas. Exemplos conhecidos incluem a Síndrome de Down (trissomia do cromossomo 21), a Síndrome de Turner (monossomia do cromossomo X) e a Síndrome de Klinefelter (trissomia do cromossomo XXY).

Essas são apenas algumas das principais anomalias do desenvolvimento humano, e existem muitas outras condições que podem ocorrer. O diagnóstico precoce, a intervenção médica adequada e o suporte multidisciplinar são essenciais para o manejo e o tratamento dessas anomalias. Cada caso é único, e um plano de cuidados individualizado é necessário para atender às necessidades específicas de cada pessoa afetada por uma anomalia do desenvolvimento.

O diagnóstico e o tratamento de anomalias do desenvolvimento são etapas fundamentais para fornecer cuidados adequados e melhorar a qualidade de vida dos indivíduos afetados. Essas condições podem variar em gravidade e impacto, e um diagnóstico precoce é essencial para iniciar intervenções precoces e personalizadas. Vamos explorar o processo de diagnóstico e algumas opções de tratamento:

25.13 DIAGNÓSTICO

O diagnóstico de anomalias do desenvolvimento pode envolver uma variedade de abordagens, incluindo:

25.13.1 Exames pré-natais

Durante a gestação, exames como ultrassonografia, teste de triagem pré-natal, amniocentese e biópsia de vilo corial podem fornecer informações sobre a saúde do feto e a presença de possíveis anomalias.

25.13.2 Exames genéticos

Testes genéticos, como análise cromossômica e sequenciamento de DNA, podem ajudar a identificar anomalias genéticas específicas ou síndromes associadas.

25.13.3 Exames de imagem

A utilização de técnicas avançadas de imagem, como ressonância magnética (RM) e tomografia computadorizada (TC), pode fornecer informações detalhadas sobre a estrutura e a função dos órgãos e tecidos afetados.

25.14 AVALIAÇÃO CLÍNICA

Uma avaliação médica minuciosa, juntamente com a revisão do histórico médico e familiar, pode ajudar a identificar sinais e sintomas indicativos de anomalias do desenvolvimento.

25.15 TRATAMENTO

O tratamento de anomalias do desenvolvimento é altamente individualizado e depende da natureza e gravidade da condição. Algumas opções de tratamento podem incluir:

25.15.1 Intervenções cirúrgicas

Em alguns casos, cirurgias corretivas podem ser necessárias para corrigir malformações ou anormalidades estruturais. Isso pode incluir procedimentos para reparar defeitos cardíacos, reconstruir malformações craniofaciais, corrigir anomalias esqueléticas, entre outros.

25.15.2 Terapia medicamentosa

Certas anomalias do desenvolvimento podem ser tratadas com medicamentos específicos. Por exemplo, terapias hormonais podem ser usadas para tratar distúrbios endócrinos, e medicamentos para controle de sintomas podem ser prescritos para condições neurológicas.

25.15.3 Intervenções terapêuticas

Terapias de suporte, como terapia ocupacional, terapia da fala, fisioterapia e terapia comportamental, podem ajudar a melhorar a função e a qualidade de vida das pessoas afetadas. Essas terapias visam desenvolver habilidades motoras, de comunicação e de interação social.

25.16 ACONSELHAMENTO GENÉTICO E APOIO PSICOSSOCIAL

O aconselhamento genético é fundamental para fornecer informações sobre a condição, riscos de recorrência em futuras gestações e opções de planejamento familiar. O apoio psicossocial também desempenha um papel crucial, oferecendo suporte emocional e prático para indivíduos e famílias afetadas.

É importante lembrar que cada caso de anomalia do desenvolvimento é único, e o tratamento deve ser adaptado às necessidades individuais de cada pessoa. Uma abordagem multidisciplinar, envolvendo profissionais de saúde especializados, é essencial para garantir a melhor qualidade de vida possível e o suporte necessário ao longo do processo.

Figura 25. 1: Trissomia do cromossomo 21 ou síndrome de Down

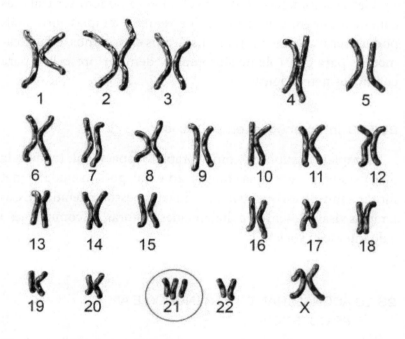

Observe no cariótipo representado acima o cromossomo 21 em triplicata. (https://brasilescola.uol.com.br/biologia/aberracoes-cromossomicas.htm).

Figura 25.2: Craniossinostose da sutura sagital

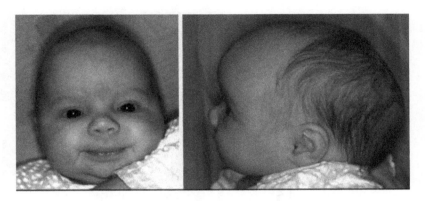

As imagens ilustram um bebê de 6 semanas de idade que apresenta craniossinostose da sutura sagital (craniossinostose sagital) a qual acarreta o estreitamento e alongamento do crânio (dolicocefalia). (https://www.msdmanuals.com/pt/casa/problemas-de-sa%C3%BAde-infantil/defeitos-cong%C3%AAnitos-da-face,-ossos,-articula%C3%A7%C3%B5es-e-m%C3%BAsculos/craniossinostose)

Figura 25.3: Tetralogia de Fallot

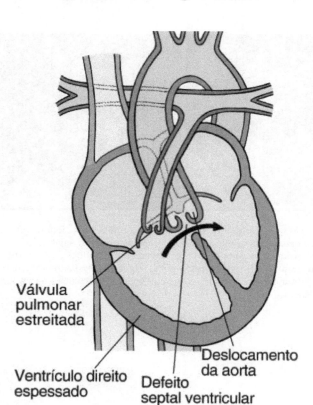

Observe na imagem os quatro defeitos cardíacos podendo acarretar um transporte de sangue com uma baixa pressão de oxigênio diretamente para o corpo. (https://www.msdmanuals.com/pt/casa/problemas-de-sa%C3%BAde-infantil/defeitos-cong%C3%AAnitos-do-cora%C3%A7%C3%A3o/tetralogia-de-fallot).

CAPÍTULO 26
DESENVOLVIMENTO EMBRIONÁRIO DO SISTEMA TEGUMENTAR

O sistema tegumentar, também conhecido como sistema cutâneo, é o sistema que compreende a pele e suas estruturas associadas, como cabelos, unhas, glândulas sudoríparas e glândulas sebáceas. Durante o desenvolvimento embrionário, o sistema tegumentar passa por um processo complexo de formação, que envolve diferentes camadas da pele e a diferenciação de células especializadas. Neste capítulo, exploraremos o desenvolvimento embrionário do sistema tegumentar, destacando os principais eventos e estágios envolvidos.

26.1 FORMAÇÃO DO EPITÉLIO ECTODÉRMICO

Durante as primeiras semanas do desenvolvimento embrionário, o embrião passa por um processo chamado gastrulação, no qual as três camadas germinativas são formadas. O epitélio ectodérmico é uma das camadas germinativas e dá origem ao sistema tegumentar, além do sistema nervoso e outras estruturas. O epitélio ectodérmico começa a se formar a partir da ectoderme, que é a camada externa do embrião.

26.2 FORMAÇÃO DO PLACODE NEURAL

Uma região especializada do epitélio ectodérmico chamada placode neural se forma ao longo da linha média dorsal do embrião. O placode neural é crucial para o desenvolvimento do sistema nervoso, mas também desempenha um papel importante na formação de estruturas tegumentares, como a epiderme.

26.3 DIFERENCIAÇÃO DA EPIDERME

A partir do placode neural, células ectodérmicas se diferenciam e se proliferam para formar a epiderme, a camada externa da pele. A epiderme é composta por várias camadas de células epiteliais que desempenham um papel importante na proteção do corpo contra danos externos e na regulação da perda de água.

26.4 FORMAÇÃO DOS ANEXOS CUTÂNEOS

Durante o desenvolvimento embrionário, células específicas da epiderme se diferenciam para formar os anexos cutâneos, como cabelos, unhas e glândulas. Essas estruturas começam a se desenvolver a partir de grupos de células epiteliais que se afundam na derme subjacente.

26.5 DESENVOLVIMENTO DAS GLÂNDULAS SUDORÍPARAS

As glândulas sudoríparas são importantes para a regulação da temperatura corporal. Durante o desenvolvimento embrionário, células epiteliais se aprofundam na derme e formam as glândulas sudoríparas. Existem dois tipos principais de glândulas sudoríparas: as écrinas, que estão distribuídas em todo o corpo, e as apócrinas, que estão localizadas em áreas específicas, como axilas e região genital.

26.6 FORMAÇÃO DAS GLÂNDULAS SEBÁCEAS

As glândulas sebáceas são responsáveis pela produção de sebo, uma substância que lubrifica a pele e os cabelos. Durante o desenvolvimento embrionário, células epiteliais se diferenciam e se ramificam para formar as glândulas sebáceas. Essas glândulas estão presentes em todo o corpo, exceto nas palmas das mãos e nas solas dos pés.

26.7 DESENVOLVIMENTO DOS FOLÍCULOS PILOSOS

Os folículos pilosos são estruturas responsáveis pelo crescimento e desenvolvimento dos cabelos. Durante o desenvolvimento embrionário, células epiteliais se organizam em estruturas tubulares, chamadas folículos pilosos, que se aprofundam na derme e são responsáveis pelo crescimento do cabelo.

26.8 DIAGNÓSTICO E TRATAMENTO DE ANOMALIAS DO DESENVOLVIMENTO

O diagnóstico de anomalias do desenvolvimento do sistema tegumentar pode ser realizado por meio de exames pré-natais, exames genéticos e avaliação clínica. O tratamento dessas anomalias pode envolver abordagens multidisciplinares, dependendo da natureza e da gravidade da condição. Cirurgias corretivas, terapias medicamentosas, terapias de suporte, como terapia ocupacional e fisioterapia, e aconselhamento genético são algumas das opções de tratamento que podem ser consideradas.

CONCLUSÃO

O desenvolvimento embrionário do sistema tegumentar é um processo complexo que envolve a formação e a diferenciação de várias camadas da pele e suas estruturas associadas. O conhecimento sobre esse processo é essencial para compreender as anomalias do desenvolvimento que podem afetar o sistema tegumentar. O diagnóstico precoce e o tratamento adequado são fundamentais para melhorar a qualidade de vida das pessoas afetadas por essas anomalias. Uma abordagem multidisciplinar e individualizada é essencial para oferecer cuidados abrangentes e personalizados às pessoas com anomalias do desenvolvimento do sistema tegumentar.

Figura 26: Origem do sistema tegumentar

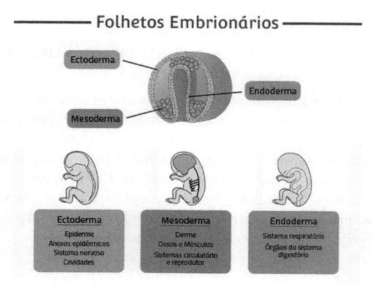

Observe que a partir do ectoderma há a formação da epiderme e dos anexos epidérmicos e a partir do mesoderma há a formação da derme.
(https://www.todamateria.com.br/folhetos-embrionarios/).

CAPÍTULO 27
DESENVOLVIMENTO EMBRIONÁRIO DOS MEMBROS SUPERIORES E INFERIORES

Os membros superiores e inferiores são estruturas essenciais do corpo humano, permitindo a locomoção, a manipulação de objetos e uma variedade de atividades motoras. Durante o desenvolvimento embrionário, os membros se formam a partir de brotos específicos e passam por um processo complexo de diferenciação e crescimento. Neste capítulo, exploraremos detalhadamente o desenvolvimento embrionário dos membros superiores e inferiores, destacando os principais eventos e estágios envolvidos.

27.1 DESENVOLVIMENTO DOS MEMBROS SUPERIORES

27.1.1 Indução e Formação do Membro Superior

O desenvolvimento do membro superior começa por volta da quarta semana de gestação. Os sinais indutores secretados pela região do mesoderma lateral induzem a formação do broto do membro superior na região torácica. Esse broto inicialmente se apresenta como uma pequena saliência que se desenvolve ao longo das semanas seguintes.

27.1.2 Padrão de Segmentação e Diferenciação

Durante o desenvolvimento, o broto do membro superior passa por um processo de segmentação em segmentos básicos, incluindo ombro, braço, antebraço, mão e dedos. Cada segmento se diferencia em diferentes partes do membro, como úmero, rádio, ulna, carpo, metacarpo e falanges.

27.1.3 Desenvolvimento Ósseo e Muscular

O esqueleto do membro superior começa a se formar a partir de condensações de células mesenquimais que se diferenciam em cartilagem, que posteriormente é substituída por osso. Aos poucos, os músculos e tendões também se desenvolvem, permitindo o movimento coordenado do membro superior.

27.1.4 Desenvolvimento dos Vasos Sanguíneos e Nervos

Os vasos sanguíneos e os nervos acompanham o desenvolvimento dos membros superiores, fornecendo nutrientes, oxigênio e inervação aos tecidos em crescimento. Os principais vasos sanguíneos e nervos se estendem ao longo do membro, fornecendo suporte e conexões essenciais.

27.2 DESENVOLVIMENTO DOS MEMBROS INFERIORES

27.2.1 Indução e Formação do Membro Inferior

O desenvolvimento do membro inferior ocorre em paralelo ao desenvolvimento do membro superior. Assim como no membro superior, os sinais indutores secretados pela região do mesoderma lateral induzem a formação do broto do membro inferior, que se desenvolve na região pélvica.

27.2.2 Padrão de Segmentação e Diferenciação

O broto do membro inferior passa por um processo semelhante de segmentação e diferenciação, formando os segmentos básicos, como coxa, perna, pé e dedos. Cada segmento se diferencia em partes específicas do membro, incluindo o fêmur, tíbia, fíbula, tarsos, metatarsos e falanges.

27.2.3 Desenvolvimento Ósseo e Muscular

Assim como no membro superior, o esqueleto do membro inferior se forma a partir de condensações de células mesenquimais que se diferenciam em cartilagem e posteriormente em osso. Os músculos e tendões se desenvolvem em conjunto com o esqueleto, permitindo a movimentação adequada do membro inferior.

27.2.4 Desenvolvimento dos Vasos Sanguíneos e Nervos

Os vasos sanguíneos e os nervos acompanham o desenvolvimento dos membros inferiores, fornecendo suprimento sanguíneo e inervação aos tecidos em crescimento. Os principais vasos sanguíneos e nervos se estendem ao longo do membro, garantindo a circulação adequada e a função sensorial.

27.3 DIAGNÓSTICO E TRATAMENTO DE ANOMALIAS DOS MEMBROS

Anomalias no desenvolvimento dos membros podem ocorrer, resultando em malformações congênitas. O diagnóstico precoce de tais anomalias é fundamental para fornecer intervenção e tratamento adequados. Opções de tratamento podem incluir cirurgia corretiva, terapia ocupacional e fisioterapia, que visam melhorar a função e a qualidade de vida dos indivíduos afetados.

O desenvolvimento embrionário dos membros superiores e inferiores é um processo complexo e coordenado, envolvendo a formação, segmentação e diferenciação de estruturas específicas. O conhecimento desses eventos é fundamental para compreender as anomalias do desenvolvimento que podem ocorrer nos membros. O diagnóstico precoce e o tratamento adequado são essenciais para proporcionar melhores resultados e qualidade de vida para indivíduos afetados por anomalias nos membros superiores e inferiores. Uma abordagem multidisciplinar, envolvendo profissionais de saúde especializados, é fundamental para fornecer cuidados abrangentes e personalizados durante o processo de desenvolvimento e tratamento dessas anomalias.

27.4 UM ENFOQUE NO DESENVOLVIMENTO EMBRIONÁRIO DOS MEMBROS SUPERIORES

Os membros superiores são estruturas cruciais do corpo humano, permitindo a manipulação, a realização de tarefas complexas e a interação com o ambiente. Durante o desenvolvimento embrionário, os membros superiores se formam a partir de brotos específicos e passam por um processo complexo de diferenciação e crescimento. Neste capítulo, abordaremos detalhadamente o desenvolvimento embrionário dos membros superiores, destacando os principais eventos e estágios envolvidos.

27.4.1 Formação e Indução do Membro Superior

O desenvolvimento do membro superior tem início por volta da quarta semana de gestação. Durante essa fase, o mesoderma lateral próximo à região torácica emite sinais indutores para a formação do broto do membro superior. Esses sinais indutores são mediados por moléculas como o fator de crescimento fibroblástico (FGF) e o ácido retinoico.

27.4.2 Segmentação e Diferenciação

Após a indução, o broto do membro superior começa a se segmentar em estruturas básicas que correspondem aos segmentos do membro, como ombro, braço, antebraço, mão e dedos. Esse processo de segmentação é controlado pela expressão de genes reguladores, como o gene homeobox (Hox) e fatores de transcrição específicos.

27.4.3 Desenvolvimento Ósseo e Muscular

À medida que o membro superior continua a se desenvolver, ocorre a formação do esqueleto e dos músculos. O esqueleto do membro superior é formado a partir de condensações de células mesenquimais que se diferenciam em cartilagem, a qual é gradualmente substituída por osso por meio do processo de ossificação endocondral. Os músculos, por sua vez, derivam de células mioblásticas migratórias que se diferenciam em miofibrilas contráteis.

27.4.4 Desenvolvimento dos Vasos Sanguíneos e Nervos

Durante o desenvolvimento dos membros superiores, os vasos sanguíneos e os nervos acompanham o crescimento e a diferenciação das estruturas. Os principais vasos sanguíneos, como a artéria axilar e a veia axilar, se desenvolvem para fornecer irrigação sanguínea adequada ao membro. Os nervos motores e sensoriais se estendem ao longo do membro superior, fornecendo inervação para os músculos, pele e articulações.

27.5 DESENVOLVIMENTO DAS ESTRUTURAS ESPECÍFICAS DO MEMBRO SUPERIOR

27.5.1 Desenvolvimento da Mão

A mão é uma estrutura altamente especializada, composta por ossos, músculos e tecidos conectivos que permitem a realização de uma ampla gama de movimentos e funções. Durante o desenvolvimento, ocorre a formação dos ossos da mão, a diferenciação dos dedos e a formação dos padrões de dermatóglifos.

27.5.2 Desenvolvimento das Articulações do Membro Superior

As articulações do membro superior, como ombro, cotovelo, punho e articulações dos dedos, são essenciais para a mobilidade e a amplitude de movimento. O desenvolvimento das articulações envolve a formação de superfícies articulares, cápsulas articulares e estruturas ligamentares que garantem a estabilidade e a funcionalidade adequadas.

27.5.3 Desenvolvimento dos Tecidos Conectivos

Os tecidos conectivos, como tendões, ligamentos e cartilagens articulares, desempenham um papel fundamental no suporte estrutural e funcional dos membros superiores. Durante o desenvolvimento, esses tecidos são formados a partir de células mesenquimais que se diferenciam em células especializadas responsáveis pela produção e organização desses tecidos.

O desenvolvimento embrionário dos membros superiores é um processo complexo que envolve uma série de eventos coordenados, desde a formação do broto até a diferenciação e o crescimento das estruturas específicas do membro. O entendimento desses processos é essencial para compreender as anomalias do desenvolvimento que podem ocorrer nos membros superiores. Além disso, o conhecimento detalhado do desenvolvimento dos membros superiores pode fornecer *insights* importantes para o campo da medicina regenerativa, abrindo caminho para novas abordagens terapêuticas visando a regeneração de tecidos e a recuperação funcional em caso de lesões ou condições patológicas relacionadas aos membros superiores.

27.6 UM ENFOQUE NO DESENVOLVIMENTO EMBRIONÁRIO DOS MEMBROS INFERIORES

Os membros inferiores desempenham um papel crucial na locomoção e no suporte do corpo humano. Durante o desenvolvimento embrionário, os membros inferiores se formam a partir de brotos específicos e passam por um processo complexo de diferenciação e crescimento. Neste capítulo, abordaremos detalhadamente o desenvolvimento embrionário dos membros inferiores, destacando os principais eventos e estágios envolvidos.

27.6.1 Formação e Indução do Membro Inferior

O desenvolvimento do membro inferior tem início por volta da quarta semana de gestação. Durante essa fase, ocorre a formação do broto do membro inferior a partir do mesoderma lateral próximo à região lombar. Sinais indutores, como o fator de crescimento fibroblástico (FGF) e o ácido retinoico, desempenham um papel crucial na indução e no direcionamento do desenvolvimento do membro inferior.

27.6.2 Segmentação e Diferenciação

Após a indução, o broto do membro inferior se segmenta em estruturas básicas que correspondem aos segmentos do membro, como a coxa, a perna, o pé e os dedos. Esse processo de segmentação é controlado pela expressão de genes reguladores, como o gene homeobox (Hox) e fatores de transcrição específicos.

27.6.3 Desenvolvimento Ósseo e Muscular

O esqueleto dos membros inferiores é formado a partir de condensações de células mesenquimais que se diferenciam em cartilagem e, posteriormente, em osso por meio do processo de ossificação endocondral. Durante o desenvolvimento, ocorre a diferenciação dos ossos da coxa, perna, tornozelo e pé. Os músculos, por sua vez, derivam de células mioblásticas migratórias que se diferenciam em miofibrilas contráteis, permitindo a movimentação adequada do membro inferior.

27.6.4 Desenvolvimento dos Vasos Sanguíneos e Nervos

Os vasos sanguíneos e os nervos acompanham o crescimento e a diferenciação dos membros inferiores. Os principais vasos sanguíneos, como a artéria femoral e a veia femoral, se desenvolvem para fornecer irrigação sanguínea adequada ao membro. Os nervos motores e sensoriais se estendem ao longo do membro inferior, fornecendo inervação para os músculos, a pele e as articulações.

27.7 DESENVOLVIMENTO DAS ESTRUTURAS ESPECÍFICAS DO MEMBRO INFERIOR

27.7.1 Desenvolvimento do Pé e dos Dedos

O pé é uma estrutura complexa, composta por ossos, músculos, ligamentos e tecidos conectivos que permitem a sustentação e a locomoção. Durante o desenvolvimento, ocorre a formação dos ossos do pé, a diferenciação dos dedos e a formação dos arcos longitudinais e transversais do pé.

27.7.2 Desenvolvimento das Articulações do Membro Inferior

As articulações do membro inferior, como o quadril, o joelho, o tornozelo e as articulações dos dedos do pé, são essenciais para a mobilidade e a estabilidade. O desenvolvimento dessas articulações envolve a formação de superfícies articulares, cápsulas articulares e estruturas ligamentares que permitem os movimentos adequados.

27.7.3 Desenvolvimento dos Tecidos Conectivos

Os tecidos conectivos, como tendões, ligamentos e cartilagens articulares, são importantes para o suporte estrutural e funcional dos membros inferiores. Durante o desenvolvimento, esses tecidos são formados a partir de células mesenquimais que se diferenciam em células especializadas responsáveis pela produção e organização desses tecidos.

O desenvolvimento embrionário dos membros inferiores é um processo complexo que envolve uma série de eventos coordenados, desde a formação do broto até a diferenciação e o crescimento das estruturas específicas do membro. O entendimento desses processos é essencial para compreender as anomalias do desenvolvimento que podem ocorrer nos membros inferiores. Além disso, o conhecimento detalhado do desenvolvimento dos membros inferiores pode fornecer *insights* importantes para o campo da medicina regenerativa, abrindo caminho para novas abordagens terapêuticas visando a regeneração de tecidos e a recuperação funcional em caso de lesões ou condições patológicas relacionadas aos membros inferiores.

27.8 ROTAÇÃO EMBRIONÁRIA DOS MEMBROS SUPERIORES E INFERIORES

Durante o desenvolvimento embrionário, os membros superiores e inferiores passam por um processo de rotação, resultando em sua posição final adequada. A rotação embrionária é essencial para a correta formação e funcionalidade dos membros, permitindo sua orientação espacial e sua adequada articulação com o tronco. Neste capítulo, abordaremos detalhadamente a rotação embrionária dos membros superiores e inferiores, destacando os principais eventos e estágios envolvidos.

27.8.1 Rotação dos Membros Superiores

27.8.1.1 *Desenvolvimento Inicial*

Os membros superiores começam a se formar como brotos nas regiões laterais do embrião. Durante o desenvolvimento inicial, esses brotos crescem e se diferenciam em estruturas mais complexas, como o úmero, o antebraço e as mãos. Nesse estágio, os membros superiores são direcionados anteriormente em relação ao embrião.

27.8.1.2 Rotação dos Ossos

Conforme o desenvolvimento prossegue, ocorre uma rotação interna dos ossos dos membros superiores. O úmero, o rádio e a ulna sofrem uma rotação de aproximadamente 90 graus, fazendo com que as palmas das mãos fiquem voltadas para a frente. Esse processo de rotação é importante para a correta orientação das mãos e para a capacidade de pronação e supinação do antebraço.

27.8.1.3 Posicionamento Final

Após a rotação dos ossos, os membros superiores adquirem sua posição final em relação ao tronco. Os braços ficam estendidos ao longo do corpo, com as palmas das mãos voltadas para a frente. Esse posicionamento é crucial para o desenvolvimento adequado das articulações do ombro e do cotovelo.

27.8.2 Rotação dos Membros Inferiores

27.8.2.1 Desenvolvimento Inicial

Os membros inferiores se formam como brotos nas regiões laterais do embrião, semelhante ao desenvolvimento dos membros superiores. Inicialmente, os membros inferiores estão direcionados caudalmente, em direção à extremidade inferior do embrião.

27.8.2.2 Rotação dos Ossos

Durante o desenvolvimento, ocorre uma rotação externa dos ossos dos membros inferiores. O fêmur, a tíbia e a fíbula sofrem uma rotação de aproximadamente 90 graus, fazendo com que as solas dos pés fiquem voltadas para a frente. Essa rotação é importante para a correta orientação dos pés e para a posição adequada dos tornozelos e joelhos.

27.8.2.3 Posicionamento Final

Após a rotação dos ossos, os membros inferiores adquirem sua posição final em relação ao tronco. As pernas ficam estendidas para baixo, com as solas dos pés voltadas para baixo. Esse posicionamento é fundamental para o desenvolvimento adequado das articulações do quadril, joelho e tornozelo.

CONCLUSÃO

A rotação embrionária dos membros superiores e inferiores desempenha um papel fundamental no desenvolvimento adequado dessas estruturas. A rotação dos ossos permite a correta orientação espacial dos membros e sua adequada articulação com o tronco. O entendimento dos mecanismos e dos estágios da rotação embrionária dos membros é importante tanto para a compreensão dos processos normais de desenvolvimento quanto para a identificação e o diagnóstico de anomalias ou malformações relacionadas a essa rotação. Além disso, o conhecimento detalhado desse processo pode ter implicações clínicas importantes, como no tratamento de deformidades congênitas dos membros e na reabilitação de lesões ou disfunções relacionadas ao sistema locomotor.

CAPÍTULO 27   169

Figura 27.1: Esquema de um Botão Embrionário em desenvolvimento

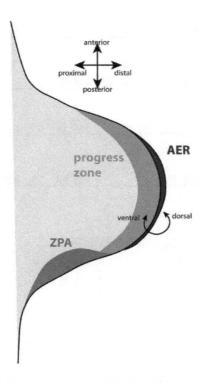

Esquema de Broto de Membro mostrando a Crista Ectodérmica Apical, a Zona de Progressão (*progress zone*) e a Zona de Polarização. O botão embrionário continua ativo ao longo do desenvolvimento do membro à medida que estimula a criação e a retenção de feedback positivo de duas regiões de sinalização: a crista apical ectodérmica (AER) e a zona de atividade polarizadora (ZPA) com as células mesenquimais. (https://pt.wikipedia.org/wiki/Bot%C3%A3o_embrion%C3%A1rio).

Figura 27.2: Expressão de genes Hox em um embrião de rato

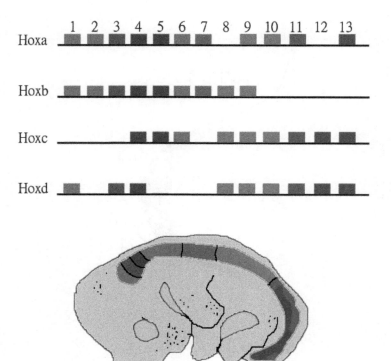

No interior do botão embrionário, a expressão de genes Hox específicos varia de acordo com a posição ao longo do eixo ântero-posterior. Os genes Hox estão ligados a quatro aglomerados cromossômicos: Hoxa, Hoxb, Hoxc e Hoxd. A posição destes no cromossomo está correlacionada com o tempo e local de expressão. (https://pt.wikipedia.org/wiki/Bot%C3%A3o_embrion%C3%A1rio).

Figura 27.3: Formação de dígitos em um botão embrionário em desenvolvimento (Traduzido na legenda)

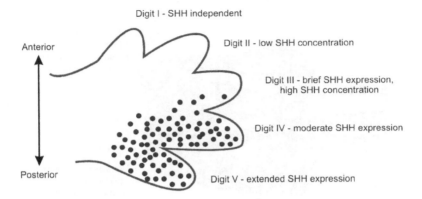

- Descendants of SHH expressing cells

Quando sinais de Shh normalmente secretados pela ZPA são inibidos (através do uso de tamoxifeno ou mutantes Shh-nulo) a morfologia da AER, particularmente sua extensão anterior, é perturbada e sua sinalização de FGF8 diminui. Como resultado da desregulação de Shh durante a expansão do botão embrionário, o número de dígitos foi diminuído, mas as identidades dos dígitos formados não foram alteradas. FGF10 pode induzir formação de membros, porém, proteínas T-box, Pitx1 e genes Hox determinam a identidade. Sonic Hedgehog (Shh) é uma proteína essencial durante o desenvolvimento do sistema nervoso central (SNC).

Digit= dígitos; independente= independente, low concentration= baixa concentração; brief concentration= breve concentração; high concentration= elevada concentração; moderate expression.= expressão moderada; extended expression.= expressão estendida; descendants of SHH expressings cells= descendentes de células que expressam SHH.

(https://pt.wikipedia.org/wiki/Bot%C3%A3o_embrion%C3%A1rio).

Figura 27.4: Expressão gênica relacionada à apoptose na membrana interdigital e ao elongamento dos dígitos (traduzido na legenda)

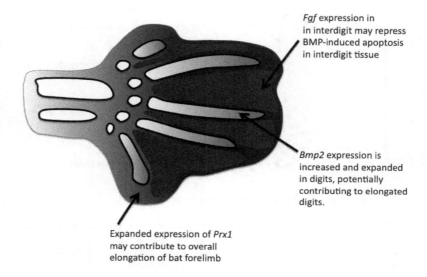

A intricada relação da expressão gênica durante a apoptose na membrana interdigital e o alongamento perfeito dos dígitos.
Tradução da primeira seta: "A expressão Fgf no interdígito pode reprimir o BMP indutor de apoptose no tecido interdigital". Tradução da segunda seta: "A expressão de Bmp2 é aumentada e expandida nos interdígitos, potencialmente contribuindo para o alongamento dos dígitos". Tradução da terceira seta: "A expansão da expressão de Prx1 pode em geral contribuir para o alongamento do membro anterior". (https://pt.wikipedia.org/wiki/Bot%C3%A3o_embrion%C3%A1rio).

CAPÍTULO 28
DESENVOLVIMENTO EMBRIONÁRIO DA COLUNA VERTEBRAL

A coluna vertebral é uma estrutura fundamental do sistema esquelético, responsável por fornecer suporte estrutural, proteção da medula espinhal e permitir a movimentação do corpo. Durante o desenvolvimento embrionário, a formação da coluna vertebral passa por uma série de etapas complexas e cruciais. Neste capítulo, abordaremos em detalhes o desenvolvimento embrionário da coluna vertebral, desde a formação dos precursores até a sua diferenciação final.

28.1 FORMAÇÃO DOS SOMITOS

O desenvolvimento da coluna vertebral tem início durante a terceira semana de desenvolvimento embrionário, quando estruturas chamadas somitos começam a se formar bilateralmente ao longo do notocórdio. Os somitos são segmentos mesodérmicos que se repetem ao longo do embrião e desempenham um papel fundamental na formação das vértebras e dos músculos associados.

28.2 DIFERENCIAÇÃO DOS SOMITOS

À medida que os somitos se desenvolvem, eles passam por diferenciação e subdivisão em três partes distintas: esclerótomos, miótomos e dermátomos.

a. Esclerótomos: Os esclerótomos são as porções ventrais dos somitos e são responsáveis pela formação das vértebras. Essas estruturas se dividem em unidades individuais, correspondentes às futuras vértebras. Cada esclerótomo se diferencia em uma estrutura cartilaginosa, que posteriormente se ossifica, formando as vértebras.
b. Miótomos: Os miótomos são as porções intermediárias dos somitos e são responsáveis pelo desenvolvimento dos músculos associados à coluna vertebral. Eles se diferenciam em diferentes grupos musculares, como os músculos extensores, flexores e rotadores da coluna vertebral.
c. Dermátomos: Os dermátomos são as porções dorsais dos somitos e dão origem à derme, a camada mais profunda da pele. Essa derme se associa ao desenvolvimento da coluna vertebral e está intimamente ligada aos nervos espinhais.

28.3 SEGMENTAÇÃO E DIFERENCIAÇÃO DAS VÉRTEBRAS

À medida que as vértebras se desenvolvem, ocorre a fusão e segmentação das estruturas individuais. Os componentes cartilaginosos das vértebras se fundem para formar uma estrutura contínua, enquanto as partes distintas das vértebras, como os corpos vertebrais, os arcos neurais e os processos espinhosos, se diferenciam. Essa segmentação e diferenciação resultam em vértebras distintas ao longo da coluna vertebral.

28.4 DESENVOLVIMENTO DOS DISCOS INTERVERTEBRAIS

Durante o desenvolvimento da coluna vertebral, ocorre a formação dos discos intervertebrais, que estão presentes entre as vértebras. Esses discos são compostos de tecido conjuntivo fibroso e cartilaginoso e desempenham um papel crucial na absorção de choques, na flexibilidade e na distribuição adequada das cargas ao longo da coluna vertebral.

28.5 OSSIFICAÇÃO DA COLUNA VERTEBRAL

Durante a fase fetal e pós-natal, ocorre a ossificação gradual da coluna vertebral. O tecido cartilaginoso das vértebras se transforma em tecido ósseo por meio de um processo chamado ossificação endocondral. Esse processo começa pelo centro das vértebras e se estende para as áreas periféricas, resultando na formação completa das vértebras ossificadas.

28.6 DESENVOLVIMENTO DOS LIGAMENTOS E ESTRUTURAS ADJACENTES

Além das vértebras, várias estruturas adjacentes também se desenvolvem para garantir a estabilidade e a funcionalidade adequada da coluna vertebral. Isso inclui os ligamentos que conectam as vértebras, os discos intervertebrais, os músculos, os nervos espinhais e os vasos sanguíneos que suprem a região.

CONCLUSÃO

O desenvolvimento embrionário da coluna vertebral é um processo complexo e crucial para a formação adequada dessa estrutura. A formação dos somitos, a diferenciação dos esclerótomos e a segmentação das vértebras são eventos-chave nesse processo. O conhecimento detalhado do desenvolvimento embrionário da coluna vertebral é fundamental para compreender as anomalias e malformações que podem ocorrer, além de auxiliar no diagnóstico e no desenvolvimento de abordagens terapêuticas para tratamento de condições relacionadas à coluna vertebral.

Figura 28.1: Desenvolvimento embriológico da vértebra

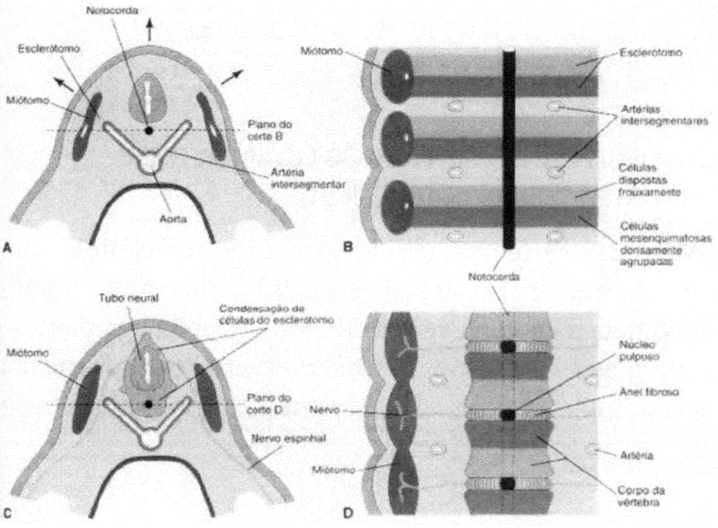

Observe em A, uma seção transversal parcial através de um embrião de 4 semanas mostra setas indicando a disseminação de células mesenquimais da região do esclerótomo do somito à direita. Perceba em B, uma seção frontal esquemática desse embrião mostrando que a condensação de células escleróticas ao redor da notocorda consiste em uma área cranial de células frouxamente compactadas e uma área caudal de células densamente compactadas. No que em C, há um corte transversal parcial de um embrião de 5 semanas mostra a condensação de células escleróticas ao redor da notocorda e do tubo neural, que forma uma vértebra mesenquimal. Em D, estaca-se uma seção frontal esquemática ilustra que o corpo vertebral se forma a partir das metades cranial e caudal de dois esclerótomos sucessivos. As artérias intersegmentares agora cruzam os corpos das vértebras, e os nervos espinhais situam-se entre as vértebras. A notocorda está degenerando, exceto no disco intervertebral, onde persiste como o núcleo pulposo. (https://silo.tips/download/universidade-de-brasilia-unb-universidade-aberta-do-brasil-uab-aula-18-morfogene)

Figura 28.2: Representação esquemática do desenvolvimento das vértebras e discos intervertebrais a partir da notocorda e do esclerótomo

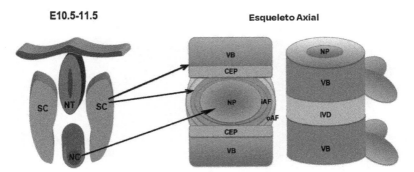

Na imagem à Esquerda: embrião de camundongo no dia 10,5–11,5 de desenvolvimento; na imagem à direita: esqueleto axial maduro. O núcleo pulposo se desenvolve a partir da notocorda, enquanto o anel fibroso e os outros tecidos, incluindo corpo vertebral, ligamentos e placas terminais, originam-se do esclerótomo. NT: tubo neural; SC: esclerótomo; NC: notocorda; VB: corpo vertebral; IVD: disco intervertebral; NP: núcleo pulposo; iAF: anel fibroso interno; oAF: anel fibroso externo; CEP: placa terminal cartilaginosa. Reimpresso com permissão da Referência [*]. Esquerda: embrião de camundongo no dia 10,5–11,5 de desenvolvimento; direita: esqueleto axial maduro. O núcleo pulposo se desenvolve a partir da notocorda, enquanto o anel fibroso e os outros tecidos, incluindo corpo vertebral, ligamentos e placas terminais, originam-se do esclerótomo. NT: tubo neural; SC: esclerótomo; NC: notocorda; VB: corpo vertebral; IVD: disco intervertebral; NP: núcleo pulposo; iAF: anel fibroso interno; oAF: anel fibroso externo; CEP: placa terminal cartilaginosa. Reimpresso com permissão da Referência [*Alkhatib, B.; Ban, G.I.; Williams, S.; Serra, R. IVD development: Nucleus pulposus development and sclerotome specification. Curr. Mol. Biol. Rep. 2018, 4, 132–141. [Google Scholar] [CrossRef]]. (https://www.mdpi.com/2313-7673/4/3/60).
Tradução: axial skeleton: esqueleto axial

CAPÍTULO 29
EMBRIOLOGIA DO SISTEMA MUSCULAR

O sistema muscular desempenha um papel fundamental no movimento e na estabilidade do corpo humano. Durante o desenvolvimento embrionário, a formação do sistema muscular ocorre através de um processo complexo e coordenado. Neste capítulo, iremos explorar a embriologia do sistema muscular, desde a formação das células musculares até a diferenciação e organização dos músculos no embrião em desenvolvimento.

29.1 ORIGEM DAS CÉLULAS MUSCULARES

As células musculares, também conhecidas como mioblastos, originam-se do mesoderma paraxial. O mesoderma paraxial é uma camada de tecido mesodérmico que se forma bilateralmente ao longo do embrião.

29.2 DIFERENCIAÇÃO DOS MIOBLASTOS

Os mioblastos passam por um processo de diferenciação para se tornarem células musculares maduras. Esse processo envolve a expressão de fatores de transcrição específicos, como o MyoD e o Myogenin, que desencadeiam a ativação dos genes necessários para a formação e a função muscular.

29.3 FORMAÇÃO DOS MIÓTOMOS

Durante o desenvolvimento embrionário, os mioblastos se agregam e formam estruturas chamadas miótomos. Os miótomos são segmentos musculares que se repetem ao longo do embrião e dão origem aos músculos esqueléticos do tronco e dos membros.

29.4 DESENVOLVIMENTO DOS MÚSCULOS DOS MEMBROS

A formação dos músculos dos membros superiores e inferiores segue um padrão específico. Os mioblastos migram para regiões específicas dos membros em desenvolvimento e se organizam em massas musculares distintas. Essas massas musculares se diferenciam em diferentes grupos musculares, como os flexores, extensores e rotadores, que são responsáveis pelos movimentos dos membros.

29.5 DESENVOLVIMENTO DOS MÚSCULOS DO TRONCO

Os músculos do tronco, incluindo os músculos da parede abdominal e os músculos intercostais, originam-se dos miótomos localizados na região axial. Os mioblastos desses miótomos se diferenciam em músculos específicos e se organizam de maneira coordenada para formar a musculatura do tronco.

29.6 INERVAÇÃO MUSCULAR

Durante o desenvolvimento, os nervos motores se estendem a partir da medula espinhal e estabelecem conexões com as células musculares. Essa inervação é essencial para o controle e a coordenação dos movimentos musculares.

29.7 FORMAÇÃO DOS TENDÕES

Além dos músculos, o sistema muscular também inclui os tendões, que são estruturas fibrosas que conectam os músculos aos ossos. Durante o desenvolvimento, as células mesenquimais se diferenciam em fibroblastos, que secretam o tecido conjuntivo dos tendões.

29.8 FORMAÇÃO EMBRIONÁRIA DA MUSCULATURA LISA

Além da musculatura esquelética e cardíaca, o sistema muscular também inclui a musculatura lisa, que desempenha um papel vital no funcionamento de órgãos internos, como o trato gastrointestinal, vasos sanguíneos, sistema respiratório e reprodutivo. Neste capítulo, exploraremos a formação embrionária da musculatura lisa, desde a origem das células até a sua diferenciação e organização nos órgãos em desenvolvimento.

29.8.1 Origem das Células Musculares Lisas

As células musculares lisas originam-se de diferentes camadas do embrião, dependendo do órgão em desenvolvimento. As células musculares lisas do trato gastrointestinal, por exemplo, derivam do mesoderma esplâncnico, enquanto as células musculares lisas dos vasos sanguíneos provêm do mesênquima embrionário.

29.8.2 Diferenciação das Células Musculares Lisas

O processo de diferenciação das células musculares lisas envolve a expressão de fatores de transcrição específicos, como o SRF (fator de resposta ao soro), que desencadeia a ativação de genes responsáveis pela formação do fenótipo muscular liso.

29.8.3 Desenvolvimento da Musculatura Lisa do Trato Gastrointestinal

No trato gastrointestinal, a musculatura lisa forma camadas concêntricas nas paredes do tubo digestivo. A camada muscular circular e a camada muscular longitudinal são formadas por células musculares lisas derivadas do mesoderma esplâncnico. A contração dessas camadas permite o peristaltismo e a movimentação dos alimentos ao longo do sistema digestivo.

29.8.4 Formação da Musculatura Lisa nos Vasos Sanguíneos

A musculatura lisa dos vasos sanguíneos é crucial para regular o fluxo sanguíneo e a pressão arterial. Durante o desenvolvimento, as células musculares lisas se diferenciam a partir do mesênquima embrionário ao redor dos vasos sanguíneos em formação. A organização das células musculares lisas forma uma camada conhecida como camada média dos vasos sanguíneos.

29.8.5 Desenvolvimento da Musculatura Lisa em Outros Órgãos

Além do trato gastrointestinal e dos vasos sanguíneos, a musculatura lisa também está presente em outros órgãos, como os pulmões, bexiga, útero e sistema reprodutivo. Cada um desses órgãos tem um padrão específico de desenvolvimento e diferenciação das células musculares lisas, contribuindo para as suas funções fisiológicas.

29.8.6 Papel dos Fatores de Crescimento e Sinalização

Durante o desenvolvimento embrionário, fatores de crescimento e sinalização desempenham um papel crucial na regulação da formação e diferenciação das células musculares lisas. Moléculas sinalizadoras, como o fator de crescimento transformador beta (TGF-β), desempenham um papel fundamental na diferenciação e proliferação das células musculares lisas.

29.9 A ORIGEM EMBRIONÁRIA DO TECIDO MUSCULAR ESTRIADO ESQUELÉTICO

A origem embrionária da musculatura estriada esquelética remonta ao desenvolvimento do embrião humano. Durante a embriogênese, a musculatura esquelética se forma a partir de uma camada de células denominada mesoderma somítico.

O mesoderma somítico é uma porção do mesoderma paraxial que se organiza em segmentos chamados somitos. Os somitos são estruturas em forma de bloco que se formam bilateralmente ao longo do eixo do embrião. Conforme o desenvolvimento avança, os somitos começam a se diferenciar e dão origem a várias estruturas, incluindo a musculatura esquelética.

Os somitos são divididos em três partes principais: dermátomo, miótomo e esclerótomo. O dermátomo forma a derme, a camada mais externa da pele. O esclerótomo se desenvolve em tecidos conjuntivos, como o esqueleto axial e parte do esqueleto apendicular. Já o miótomo é responsável pela formação da musculatura esquelética.

Dentro de cada somito, as células do miótomo se proliferam e se diferenciam para formar os precursores musculares, conhecidos como mioblastos. Esses mioblastos migram para regiões específicas do embrião, onde se organizam e se fundem uns aos outros para formar as fibras musculares.

Durante o processo de fusão, as células miogênicas se alinham longitudinalmente e formam uma estrutura alongada e multinucleada, que é a fibra muscular. À medida que as fibras musculares se desenvolvem, ocorrem mudanças estruturais importantes. Filamentos de actina e miosina se organizam dentro das fibras musculares, resultando na formação de miofibrilas, que são responsáveis pela contração muscular.

À medida que o desenvolvimento embrionário prossegue, as fibras musculares se agrupam e se organizam em músculos individuais, que estão conectados aos ossos por meio de tendões. Os músculos esqueléticos se desenvolvem em todo o corpo, proporcionando movimento e sustentação estrutural.

A origem embrionária da musculatura estriada esquelética está associada à diferenciação e fusão de células miogênicas originadas dos somitos durante a embriogênese. Esse processo resulta na formação das fibras musculares, que se organizam em músculos esqueléticos responsáveis pelo movimento e suporte do corpo humano.

29.10 A ORIGEM EMBRIONÁRIA DO TECIDO MUSCULAR ESTRIADO CARDÍACO

A origem embrionária do tecido muscular estriado cardíaco está intimamente ligada ao desenvolvimento do coração durante a embriogênese. O coração é formado a partir de um tubo cardíaco primitivo que se desenvolve a partir do mesoderma lateral, uma camada do embrião.

O processo de formação do tecido muscular estriado cardíaco envolve a diferenciação de células mesenquimais para células musculares cardíacas especializadas, chamadas de miócitos cardíacos. A formação desses miócitos ocorre em etapas distintas durante o desenvolvimento embrionário.

Inicialmente, uma população de células precursoras musculares, conhecidas como células mesenquimais cardíacas, emerge no mesoderma lateral adjacente ao tubo cardíaco em desenvolvimento. Essas células mesenquimais são responsáveis pela formação dos miócitos cardíacos. Elas se proliferam e migram para o tubo cardíaco, onde se organizam em camadas concêntricas.

Conforme o desenvolvimento prossegue, as células mesenquimais cardíacas começam a expressar fatores de transcrição e sinalizadores específicos, como o fator de transcrição GATA4 e o fator de crescimento fibroblástico (FGF). Esses fatores desempenham um papel crucial na promoção da diferenciação das células mesenquimais em miócitos cardíacos.

À medida que os miócitos cardíacos se formam, eles se organizam em uma estrutura complexa com características estriadas, o que confere ao músculo cardíaco sua aparência listrada característica. Essas estriações são resultado da organização ordenada das miofibrilas, que contêm filamentos de actina e miosina, dentro dos miócitos.

A diferenciação e maturação dos miócitos cardíacos também envolvem a ativação de genes específicos, como os genes codificadores de proteínas contráteis cardíacas, como a troponina cardíaca e a miosina cardíaca. Essas proteínas são fundamentais para a contração do músculo cardíaco e sua função adequada como uma bomba eficiente.

Além disso, durante o desenvolvimento, os miócitos cardíacos se organizam em camadas distintas que formam as paredes do coração. A camada interna é conhecida como endocárdio, a camada média como miocárdio (onde se encontram os miócitos cardíacos) e a camada externa como epicárdio.

A origem embrionária do tecido muscular estriado cardíaco está relacionada à diferenciação e organização das células mesenquimais cardíacas no tubo cardíaco em desenvolvimento. Essas células se diferenciam em miócitos cardíacos que, por sua vez, se organizam em camadas concêntricas e adquirem características estriadas. Esse processo é fundamental para o desenvolvimento e funcionamento adequado do músculo cardíaco, que desempenha um papel vital na contração rítmica e eficiente do coração.

CONCLUSÃO

O desenvolvimento embrionário do sistema muscular é um processo complexo que envolve a diferenciação e organização coordenada das células musculares. A formação dos mioblastos, a diferenciação dos miótomos e a organização dos músculos nos membros e no tronco são eventos essenciais para o desenvolvimento adequado do sistema muscular. O conhecimento detalhado da embriologia do sistema muscular é fundamental para compreender as anomalias e malformações musculares que podem ocorrer durante o desenvolvimento embrionário e para o avanço da medicina regenerativa e do tratamento de doenças musculares.

A formação embrionária da musculatura lisa é um processo complexo que envolve a origem das células musculares lisas a partir de diferentes camadas embrionárias, sua diferenciação e organização nos órgãos em desenvolvimento. Compreender os mecanismos moleculares e os fatores de sinalização envolvidos nesse processo é essencial para compreender as anomalias e disfunções da musculatura lisa, bem como para o desenvolvimento de terapias para doenças relacionadas à musculatura lisa.

Figura 29: Formação dos somitos e do sistema muscular

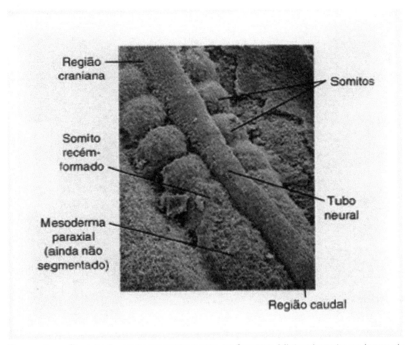

Os somitos são estruturas segmentares que se formam bilateralmente ao longo do notocórdio no embrião em desenvolvimento. Eles são derivados do mesoderma paraxial e desempenham um papel fundamental na formação do sistema muscular. (Fonte: Sadler (2007), https://www.famema.br/ensino/embriologia/sistemamuscularesqueletico.php).

CAPÍTULO 30
EMBRIOLOGIA DOS ARCOS FARÍNGEOS E FORMAÇÃO DA FACE

Durante o desenvolvimento embrionário, os arcos faríngeos desempenham um papel crucial na formação da face e das estruturas relacionadas. Neste capítulo, discutiremos a embriologia dos arcos faríngeos, desde a sua origem até a formação das estruturas faciais, destacando a importância desses arcos no desenvolvimento craniofacial.

30.1 ORIGEM DOS ARCOS FARÍNGEOS

Os arcos faríngeos são proeminentes estruturas embrionárias que se desenvolvem a partir das células da crista neural e do mesênquima paraxial. Esses arcos são numerados de um a seis e surgem ao redor da região da faringe. Os arcos faríngeos, também conhecidos como arcos branquiais, são uma série de estruturas embriológicas que se desenvolvem nas primeiras semanas de gestação em vertebrados, incluindo os seres humanos.

30.2 DESENVOLVIMENTO DOS ARCOS FARÍNGEOS

Cada arco faríngeo consiste em uma série de componentes, incluindo uma cartilagem, um nervo craniano associado, músculos, vasos sanguíneos e tecido conjuntivo. Durante o desenvolvimento, os arcos passam por processos de crescimento, diferenciação e remodelação para formar as estruturas faciais.

30.3 FORMAÇÃO DOS COMPONENTES DA FACE

Os arcos faríngeos contribuem para a formação de várias estruturas faciais importantes. O primeiro arco dá origem às estruturas do rosto, como as maxilas superiores, mandíbula e músculos da mastigação. O segundo arco está relacionado com a formação do osso hioide e os músculos da expressão facial. Os arcos posteriores contribuem para a formação das estruturas da laringe e faringe.

30.4 DESENVOLVIMENTO DO PALATO

O palato, que divide a cavidade oral da cavidade nasal, é formado por uma combinação de contribuições dos arcos faríngeos e dos processos palatinos. A fusão dessas estruturas é essencial para a formação do palato primário (anterior) e do palato secundário (posterior).

30.5 IMPORTÂNCIA DOS ARCOS FARÍNGEOS PARA A FACE

Os arcos faríngeos desempenham um papel fundamental na determinação da forma e das características faciais. Qualquer alteração ou interrupção no desenvolvimento desses arcos pode levar a anomalias craniofaciais, como fissuras faciais e malformações craniofaciais.

30.6 FATORES GENÉTICOS E AMBIENTAIS

O desenvolvimento adequado dos arcos faríngeos e da face é influenciado por uma interação complexa de fatores genéticos e ambientais. Mutações genéticas, exposição a teratógenos e fatores ambientais adversos podem afetar negativamente o desenvolvimento dos arcos faríngeos e resultar em anomalias faciais.

30.7 DESENVOLVIMENTO DA FACE NO CONTEXTO EVOLUTIVO

A formação da face nos seres humanos tem uma relação estreita com o desenvolvimento craniofacial em outras espécies. Estudos comparativos do desenvolvimento da face em diferentes animais podem fornecer *insights* sobre a evolução e a compreensão das malformações craniofaciais em humanos.

30.8 DERIVADOS DOS ARCOS FARÍNGEOS E NERVOS CRANIANOS ASSOCIADOS

Durante o desenvolvimento embrionário, os arcos faríngeos desempenham um papel crucial na formação das estruturas craniofaciais. Cada arco está associado a um conjunto específico de derivados, incluindo ossos, músculos, cartilagens e nervos cranianos. Neste capítulo, exploraremos em detalhes os derivados dos arcos faríngeos, bem como os nervos cranianos associados a cada arco, destacando sua importância funcional e suas interconexões no sistema craniofacial.

30.8.1 Primeiro Arco Faríngeo

- **Derivados:** Maxila superior, Mandíbula, Incus, Martelo, Músculos da mastigação (Masseter, Temporal, Pterigoideo lateral), Músculos do tímpano (Tensor do tímpano, Tensor do véu palatino).
- **Mandíbula:** O primeiro arco forma a mandíbula superior

e inferior, que inclui os ossos da maxila superior, mandíbula inferior (maxilar) e ligamentos associados.

- **Martelo:** O martelo, um dos ossículos do ouvido médio, também é derivado do primeiro arco faríngeo.
- **Nervos Cranianos Associados:** Nervo Trigêmeo (V), que fornece inervação sensorial e motora para os derivados do primeiro arco faríngeo.

30.8.2 Segundo Arco Faríngeo

- **Derivados:** Osso Hioide, Estribo, Ligamento Estilo-hioideo, Músculos faciais (Músculos da expressão facial, Estilo-hioideo), Músculo Estapédio.
- **Estribo:** O estribo, outro dos ossículos do ouvido médio, se origina do segundo arco faríngeo.
- **Músculos da expressão facial:** Os músculos da expressão facial, como o músculo zigomático, bucinador e risório, têm origem no segundo arco faríngeo.
- **Nervos Cranianos Associados:** Nervo Facial (VII), responsável pela inervação motora dos músculos faciais derivados do segundo arco faríngeo.

30.8.3 Terceiro Arco Faríngeo

- **Derivados:** Cartilagem do Corpo do Osso Hioide, Cartilagem das Asas do Osso Hioide, Músculos da Faringe (Constritor superior da faringe, Constritor médio da faringe, Estilofaríngeo), Músculos Laringeais

(Estiloglosso, Tireofaríngeo).

- **Osso hioide:** O terceiro arco forma o osso hioide, uma estrutura em forma de "U" que está localizada na parte anterior do pescoço e serve de suporte para a língua e outros músculos.
- 'Nervo Glossofaríngeo (IX), responsável pela inervação sensorial e motora da língua e faringe.

30.8.4 Quarto e sexto Arcos Faríngeos

- **Derivados:** Cartilagem Tireoide, Cartilagem Cricoides, Músculos da Faringe (Constritor inferior da faringe), Músculos Laringeais (Cricotireoideo). Cartilagens da Laringe (Cartilagem Aritenoide, Cartilagem Cricoide).
- **Músculos da laringe:** O quarto e sexto arcos faríngeos contribuem para a formação dos músculos da laringe, incluindo as cordas vocais e os músculos que controlam a abertura e o fechamento da glote. Músculos Laringeais (Aritenoideo, Cricoaritenoideo Posterior).
- **Nervos Cranianos Associados:** Nervo Vago (X), que fornece inervação para a faringe, laringe e vísceras torácicas e abdominais.
- **Nervos Cranianos Associados: Músculos da laringe:** O quarto e sexto arcos faríngeos contribuem para a formação dos músculos da laringe, incluindo as cordas vocais e os músculos que controlam a abertura e o fechamento da glote.

Além desses derivados, cada arco faríngeo também contribui para a formação de vasos sanguíneos, nervos e outras estruturas específicas do desenvolvimento embrionário.

É importante notar que, embora os arcos faríngeos tenham uma importância crucial no desenvolvimento embrionário, nem todos os derivados desses arcos são estruturas presentes nos seres humanos adultos. Alguns desses derivados sofrem modificações ou desaparecem à medida que o desenvolvimento progride.

30.9 MEMBRANAS FARÍNGEAS, BOLSAS FARÍNGEAS E DERIVADOS

Durante o desenvolvimento embrionário, a região faríngea desempenha um papel crucial na formação de diversas estruturas importantes do corpo humano. Neste capítulo, exploraremos em detalhes as membranas faríngeas, as bolsas faríngeas e seus derivados, fornecendo uma compreensão abrangente sobre sua formação e função.

30.9.1 Membranas Faríngeas

As membranas faríngeas são estruturas que se formam na região da faringe, uma cavidade localizada entre a boca e a região posterior da garganta. Durante o desenvolvimento, duas membranas faríngeas se formam: a membrana faríngea externa e a membrana faríngea interna.

30.9.1.1 *Membrana Faríngea Externa*

A membrana faríngea externa se forma a partir do mesoderma e do ectoderma adjacentes. Ela se localiza externamente às bolsas faríngeas e se torna contínua com a superfície externa do embrião.

30.9.1.2 Membrana Faríngea Interna

A membrana faríngea interna se forma a partir do endoderma e do ectoderma adjacentes. Ela se localiza internamente às bolsas faríngeas e se torna contínua com a superfície interna do embrião.

30.9.2 Bolsas Faríngeas

As bolsas faríngeas são estruturas que se formam a partir da invaginação das membranas faríngeas, dando origem a cinco bolsas faríngeas numeradas de I a V. Cada bolsa faríngea possui características distintas e origina diferentes estruturas no corpo humano.

30.9.2.1 Bolsa Faríngea I

Derivados: Cavidade do ouvido médio, tuba auditiva (trompa de Eustáquio), mastoide e processo estiloide do osso temporal, epitélio do tubo auditivo e cavidade timpânica.

30.9.2.2 Bolsa Faríngea II

Derivados: folículos tireoidianos, fossa tonsilar e epitélio das tonsilas palatinas.

30.9.2.3 Bolsa Faríngea III

Derivados: Paratireoides inferiores e timo.

30.9.2.4 Bolsa Faríngea IV

Derivados: Paratireoides superiores, células das células parafoliculares da tireoide, tecido linfático associado ao trato gastrointestinal e corpo ultimobranquial.

30.9.2.5 Bolsa Faríngea V

Derivados: Não possui derivados significativos nos seres humanos.

30.10 CONSIDERAÇÕES MAIS DETALHADAS SOBRE OS DERIVADOS DAS BOLSAS FARÍNGEAS

Cada bolsa faríngea origina uma variedade de estruturas essenciais no corpo humano, desempenhando funções importantes em diferentes sistemas.

30.10.1 Bolsa Faríngea I

Derivados: A cavidade do ouvido médio permite a audição adequada, a tuba auditiva ajuda na equalização da pressão entre o ouvido médio e a garganta, a mastoide é uma região do osso temporal que contribui para a ressonância sonora e o processo estiloide desempenha um papel na inserção de músculos e ligamentos.

30.10.2 Bolsa Faríngea II

Derivados: As células parafoliculares da tireoide produzem hormônio calcitonina, envolvida no metabolismo ósseo e na regulação do cálcio, enquanto os folículos tireoidianos produzem os hormônios tireoidianos T3 e T4.

30.10.3 Bolsa Faríngea III

Derivados: As paratireoides inferiores secretam o hormônio paratireoidiano, que regula os níveis de cálcio no sangue, e o timo é responsável pelo desenvolvimento e maturação dos linfócitos T.

30.10.4 Bolsa Faríngea IV

Derivados: Além de derivar as paratireoides superiores, há a paratireoide suprimida que é uma estrutura transitória e não possui função conhecida, enquanto o tecido linfático associado ao trato gastrointestinal está envolvido na defesa imunológica do trato gastrointestinal.

30.10.5 Bolsa Faríngea V

Derivados: Embora a bolsa faríngea V não tenha derivados significativos nos seres humanos, em outros vertebrados ela dá origem a estruturas como as amígdalas palatinas.

30.11 OS PROCESSOS FACIAIS.

Durante o desenvolvimento embrionário, a formação da face envolve a interação de diferentes processos que são responsáveis pela organização e modelagem das estruturas faciais. Três processos principais são fundamentais nesse processo: o processo fronto-nasal, o processo maxilar e o processo mandibular.

O processo fronto-nasal é a primeira estrutura a se formar na região facial. Ele se origina a partir do ectoderma na região da testa e se desenvolve em direção à região nasal. O processo fronto-nasal é responsável pela formação da testa, da ponta do nariz e da porção central do lábio superior. Durante o desenvolvimento, o processo fronto-nasal cresce e se divide em dois processos nasais laterais, que eventualmente se unem para formar a parte superior do nariz.

O processo maxilar é um importante processo que contribui para a formação das bochechas, do lábio superior e das partes laterais do nariz. Ele se desenvolve a partir do primeiro arco faríngeo e cresce em direção ao processo fronto-nasal. À medida que o processo maxilar se aproxima do processo fronto-nasal, ocorre uma fusão entre essas estruturas, formando as bochechas e o lábio superior. Além disso, o processo maxilar também é responsável pela formação dos ossos maxilares, que compõem parte do palato duro (céu da boca).

O processo mandibular é o processo responsável pela formação da mandíbula. Ele surge a partir do primeiro arco faríngeo e se desenvolve inferiormente ao processo maxilar. Durante o desenvolvimento, o processo mandibular cresce e se funde com outras estruturas faciais, contribuindo para a formação da mandíbula e do queixo.

Esses três processos – fronto-nasal, maxilar e mandibular – atuam em conjunto para dar forma e estrutura à face. Eles se desenvolvem de forma coordenada, respondendo a sinais genéticos e ambientais para garantir a correta formação e fusão das estruturas faciais. Alterações ou distúrbios em qualquer um desses processos pode resultar em anomalias craniofaciais, como fendas palatinas, lábio leporino ou micrognatia (mandíbula subdesenvolvida).

O estudo detalhado desses processos é essencial para compreender as bases genéticas e moleculares das malformações craniofaciais. Além disso, o conhecimento sobre a formação dos processos fronto-nasal, maxilar e mandibular é fundamental para o diagnóstico precoce e o tratamento adequado dessas condições, permitindo intervenções terapêuticas e cirúrgicas quando necessário.

Em síntese, os processos fronto-nasal, maxilar e mandibular desempenham um papel fundamental no desenvolvimento embrionário da face. Eles contribuem para a formação das estruturas faciais, como o nariz, lábio superior, bochechas e mandíbula. O entendimento desses processos é essencial para o diagnóstico e tratamento de anomalias craniofaciais, visando garantir a saúde e o bem-estar dos indivíduos afetados.

30.12 O ESTOMODEU.

O estomodeu é uma estrutura importante no desenvolvimento embrionário, sendo o precursor da cavidade oral. Durante as primeiras semanas de desenvolvimento, o embrião passa por um processo de formação e fechamento chamado neurulação, no qual o tubo neural se forma e fecha. Logo após esse processo, ocorre a formação do estomodeu.

O estomodeu se desenvolve a partir da porção mais cranial do embrião, na região onde a ectoderma se encontra com a endoderma. É nessa área que ocorre a fusão do ectoderma bucal com a endoderma faríngea, formando uma depressão conhecida como estomodeu. A fusão dessas camadas de tecido ocorre por meio de movimentos e interações celulares controladas por fatores genéticos e moleculares.

Durante a formação do estomodeu, várias estruturas primordiais começam a se desenvolver. O assoalho do estomodeu se torna o assoalho da cavidade oral, enquanto a parte superior se desenvolve para formar o palato primário. As papilas gustativas, responsáveis pela percepção do sabor, também se desenvolvem nas paredes do estomodeu.

Além disso, estruturas associadas ao estomodeu começam a se formar, como os processos maxilares e mandibulares. Esses processos são responsáveis pela formação da mandíbula e do lábio inferior, bem como das bochechas e das partes laterais do nariz. O desenvolvimento do estomodeu também está intimamente ligado à formação dos lábios superior e inferior.

É importante ressaltar que o desenvolvimento do estomodeu ocorre em estreita associação com outros processos embrionários, como a formação dos arcos faríngeos, que dão origem às estruturas da face e do pescoço. O estomodeu também está envolvido na formação dos dentes, uma vez que a lâmina dental se desenvolve a partir do epitélio ectodérmico do estomodeu.

Anomalias na formação do estomodeu podem levar a diversas condições, como lábio leporino e fenda palatina. Essas anomalias podem ocorrer devido a fatores genéticos, ambientais ou uma combinação de ambos. O diagnóstico precoce dessas condições é importante para o planejamento de intervenções terapêuticas adequadas, como cirurgias reparadoras.

A formação do estomodeu é um evento crucial no desenvolvimento embrionário, pois dá origem à cavidade oral e está relacionada à formação de estruturas faciais importantes. O estudo detalhado desse processo é essencial para compreender as bases genéticas e moleculares das anomalias craniofaciais e para o desenvolvimento de estratégias de diagnóstico e tratamento adequadas.

CONCLUSÃO

A embriologia dos arcos faríngeos e a formação da face são processos complexos e interdependentes. O conhecimento desses processos é essencial para entender as anomalias craniofaciais e para o avanço de diagnósticos e tratamentos na área da medicina regenerativa e genética. O estudo contínuo da embriologia dos arcos faríngeos e da formação da face nos permite compreender melhor a complexidade do desenvolvimento craniofacial e suas implicações clínicas.

Os derivados dos arcos faríngeos e os nervos cranianos associados a cada arco desempenham um papel fundamental na formação e funcionamento adequado das estruturas craniofaciais. O conhecimento detalhado desses derivados e suas interações com os nervos cranianos nos permite compreender a complexidade do desenvolvimento craniofacial e a origem de anomalias e malformações. Além disso, essa compreensão é crucial para o diagnóstico e tratamento de distúrbios relacionados ao sistema craniofacial, permitindo intervenções adequadas para melhorar a função e a qualidade de vida dos indivíduos afetados.

O desenvolvimento das membranas faríngeas e das bolsas faríngeas é um processo crucial para a formação de diversas estruturas importantes no corpo humano. Cada bolsa faríngea contribui para o desenvolvimento de derivados específicos, desempenhando funções essenciais no sistema auditivo, endócrino e imunológico. O entendimento desses derivados e de suas relações com os arcos faríngeos é fundamental para compreender as malformações e condições clínicas associadas a alterações no desenvolvimento embrionário da face.

É interessante ressaltar que o desenvolvimento anômalo dos derivados das bolsas 3 e/ou 4 pode resultar em tecido tireoidiano ectópico ou ausente, tímico ou parafolicular. O distúrbio mais comum em que isso ocorre é a síndrome de DiGeorge, causada por uma deleção no braço longo (ou "q") do cromossomo 22, levando a uma hipoplasia do 3º e 4º arcos faríngeos e suas bolsas faríngeas associadas. Os sintomas e sinais de DiGeorge geralmente incluem: hipoplasia do hioide, hipoplasia tímica (imunodeficiência devido à falta de células T), hipoparatireoidismo (ausência ou hipoplasia das glândulas paratireoides inferiores) e defeitos da via de saída (a crista neural nesta área também contribui para os coxins conotruncais da via de saída). Curiosamente, a hipoplasia do 3º e 4º arcos também pode romper o 1º e/ou 2º arcos, levando aos seguintes achados adicionais: micrognatia (mandíbula reduzida), fenda palatina e perda auditiva (devido a malformação dos ossículos da orelha média ou secundária a infecções de ouvido causadas por imunodeficiência).

Figura 30. 1: Formação dos arcos branquiais ou faríngeos vista A

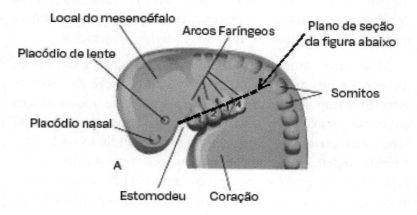

Os arcos faríngeos são estruturas pareadas associadas à faringe que contribuem muito para a formação da face, mandíbula, orelha e pescoço. O 1º arco faríngeo aparece por volta do início da 4ª semana e outros são adicionados mais caudalmente mais tarde, de modo que existem 5 arcos no final da 4ª semana; o 5º arco não se forma, então os arcos são numerados 1, 2, 3, 4 e 6. Todo o aparelho consiste em pares de arcos faríngeos, bolsas faríngeas, fendas faríngeas (ou sulcos) e membranas faríngeas. Cada arco faríngeo consiste em um núcleo de mesoderma somático e mesênquima da crista neural. O mesoderma somático contribui para a artéria do arco (ou seja, arcos aórticos 1-6), bem como para o tecido muscular esquelético em cada um. O mesênquima da crista neural se desenvolve em osso, cartilagem e/ou tecido conjuntivo em cada arco. (https://embryology.oit.duke.edu/craniofacial/craniofacial.html).

Figura 30. 2: Formação dos arcos branquiais ou faríngeos

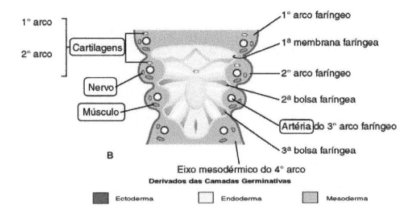

Cada arco faríngeo tem um nervo craniano associado a ele: arco 1: NC V (trigêmeo), arco 2: NC VII (facial), arco 3: NC IX (glossofaríngeo), arco 4: NC X (ramo laríngeo superior do vago) e arco 6: NC X (ramo laríngeo recorrente do vago). O interior do aparelho faríngeo é revestido por endoderme que forma dobras ou bolsas entre os arcos; como existem 5 arcos faríngeos, existem 4 bolsas faríngeas. A parte externa do aparelho faríngeo é coberta por ectodérmica que forma fendas faríngeas externas (ou sulcos); assim como nas bolsas, existem inicialmente 4 fendas faríngeas. (https://embrionhands.uff.br/2019/08/28/aparelho-faringeo-aparelho-branquial/).

CAPÍTULO 31
PALATOGÊNESE – DESENVOLVIMENTO DO PALATO

Durante o desenvolvimento embrionário, a formação do palato é um processo crítico e complexo que envolve a fusão e diferenciação de estruturas orofaciais. O palato desempenha um papel essencial na alimentação, na fala e na respiração adequadas. Neste capítulo, elucidaremos a palatogênese, descrevendo os eventos envolvidos na formação do palato primário e do palato secundário.

31.1 PALATO PRIMÁRIO

O palato primário é formado por uma fusão inicial dos processos palatinos mediais. Durante o desenvolvimento, os processos palatinos crescem verticalmente a partir do arco faríngeo I e se aproximam no centro da face, fundindo-se para formar o palato primário. Esse processo ocorre por volta da 7ª semana de desenvolvimento embrionário. A fusão do palato primário é essencial para a formação da parte anterior do palato e do lábio superior.

31.2 PALATO SECUNDÁRIO

O palato secundário se desenvolve a partir dos processos palatinos laterais, que são estruturas derivadas dos arcos faríngeos. Os processos palatinos laterais crescem horizontalmente a partir dos lados da língua e se elevam para o telhado da boca. Durante o processo de palatogênese, esses processos se fundem com o palato primário, completando a formação do palato secundário. A fusão dos processos palatinos laterais ocorre por volta da 9ª semana de desenvolvimento embrionário.

31.3 FENDA PALATINA

A fenda palatina é uma anomalia comum que ocorre quando a fusão dos processos palatinos não ocorre adequadamente. Isso pode resultar em uma abertura no palato, afetando a função de alimentação, fala e respiração. As fendas palatinas podem ser classificadas como fendas palatinas primárias (afetando o palato primário) ou fendas palatinas secundárias (afetando o palato secundário). A fenda palatina pode ocorrer isoladamente ou como parte de uma síndrome genética mais abrangente.

31.4 MECANISMOS MOLECULARES

O processo de palatogênese é regulado por uma série de fatores moleculares e sinalizadores que coordenam o crescimento, a fusão e a diferenciação dos tecidos envolvidos. Entre os principais fatores envolvidos estão o fator de crescimento fibroblástico (FGF), o fator de crescimento do tecido conjuntivo (CTGF), o fator de crescimento transformador beta (TGF-β) e outros sinalizadores como as integrinas e moléculas de adesão celular.

31.5 ANOMALIAS PALATINAS

As anomalias palatinas são malformações que afetam a formação adequada do palato durante a palatogênese. A anomalia mais comum é a fenda palatina, que pode ser classificada como fenda palatina primária (afetando o palato primário) ou fenda palatina secundária (afetando o palato secundário). As fendas palatinas podem variar em tamanho e extensão, desde uma abertura no céu da boca até uma separação completa entre o palato e a cavidade nasal. Além das fendas palatinas, outras anomalias palatinas incluem a palatite (inflamação do palato) com aspecto de petéquia ("petéquica"), palato submucoso e hipoplasia palatina.

31.5.1 Causas das Anomalias Palatinas

As anomalias palatinas podem ser causadas por uma combinação de fatores genéticos e ambientais. Fatores genéticos incluem mutações em genes envolvidos no desenvolvimento do palato, como os genes MSX1, IRF6 e TP63. Fatores ambientais incluem exposição a substâncias teratogênicas, como drogas, álcool e tabaco, bem como deficiências nutricionais durante a gravidez.

31.5.2 Diagnóstico e Tratamento

O diagnóstico das anomalias palatinas geralmente é feito durante exames pré-natais, exames físicos ou por meio de técnicas de imagem, como ultrassonografia ou ressonância magnética. O tratamento das anomalias palatinas requer uma abordagem multidisciplinar, envolvendo equipes médicas especializadas em cirurgia plástica, otorrinolaringologia, fonoaudiologia e odontologia. O objetivo principal do tratamento é corrigir a fenda palatina, restaurar a função normal do palato e promover o desenvolvimento adequado da fala, alimentação e respiração.

31.5.3 Diagnóstico e Tratamento de Anomalias do Palato

A detecção precoce de anomalias do palato é fundamental para o tratamento adequado. O diagnóstico geralmente é realizado durante exames pré-natais, exames físicos ou por meio de técnicas de imagem, como ultrassonografia ou ressonância magnética. O tratamento pode envolver intervenção cirúrgica, terapia de fala e acompanhamento multidisciplinar para abordar as necessidades específicas do paciente.

CONCLUSÃO

A palatogênese é um processo complexo e crucial no desenvolvimento embrionário, resultando na formação do palato primário e do palato secundário. A fusão adequada dessas estruturas é essencial para a formação de uma função normal da alimentação, fala e respiração. Anomalias do palato, como fendas palatinas, requerem diagnóstico precoce e tratamento adequado para minimizar as complicações associadas e melhorar a qualidade de vida do indivíduo afetado.

A palatogênese é um processo complexo que envolve a fusão e o desenvolvimento adequado das estruturas do palato primário e secundário. As anomalias palatinas podem ocorrer quando esse processo é interrompido ou alterado, resultando em malformações como fendas palatinas. O diagnóstico precoce e o tratamento adequado são essenciais para minimizar as complicações associadas às anomalias palatinas e melhorar a qualidade de vida do indivíduo afetado. A colaboração de equipes médicas especializadas é fundamental para garantir um tratamento abrangente e personalizado para cada caso.

Figura 31.1: O processo de palatogênese

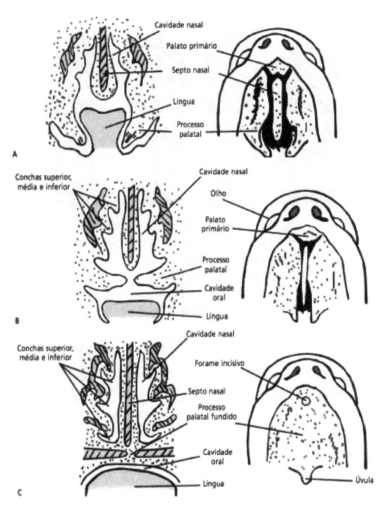

A imagem ilustra o processo de palatogênese, que é responsável pela formação do palato, estrutura que separa a cavidade oral e a cavidade nasal. Durante o desenvolvimento embrionário, o mesênquima e os tecidos epiteliais interagem para dar origem ao palato primário (formado anteriormente) e ao palato secundário (formado posteriormente). O palato primário é formado através da fusão dos processos palatinos mediais, enquanto o palato secundário é formado pela elevação e fusão dos processos palatinos laterais. Essa fusão resulta na formação do palato duro e do palato mole, importantes estruturas para a deglutição, fonética e respiração adequadas. (ABORLCCF. Tratado de otorrinolaringologia. Rio de Janeiro: Roca, 2011.) Rev Med Saude Brasilia 2018; 7(2):258-268.

Figura 31.2: Fissuras labiopalatinas

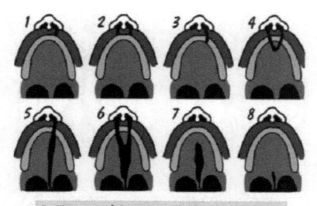

1. Fissura pré-forame unilateral incompleta
2. Fissura pré-forame bilateral incompleta
3. Fissura pré-forame unilateral completa
4. Fissura pré-forame biilateral completa
5. Fissura transforame unilateral
6. Fissura transforame biilateral
7. Fissura pós-forame completa
8. Fissura pós-forame incompleta

A imagem apresenta uma ilustração dos diferentes tipos de fissuras labiopalatinas, que são malformações congênitas que afetam o desenvolvimento do lábio e/ou do palato. Existem três principais tipos de fissuras labiopalatinas: fissura labial unilateral, fissura labial bilateral e fissura palatina. (Cymrot M *et al*. Prevalência dos tipos de fissura em pacientes com fissuras labiopalatinas atendidos em um Hospital Pediátrico do Nordeste brasileiro. Rev. Bras. Cir. Plást. 2010; 25(4): 648-51648.) Rev Med Saude Brasilia 2018; 7(2):258-268.

CAPÍTULO 32
FORMAÇÃO EMBRIONÁRIA DOS DENTES

A formação dos dentes é um processo fundamental no desenvolvimento embrionário. Os dentes desempenham um papel importante na mastigação, fala e estética, e seu desenvolvimento segue um programa complexo e altamente regulado. Neste capítulo, versaremos em detalhes a formação embrionária dos dentes, desde a sua origem até a erupção na cavidade oral.

32.1 ORIGEM DOS DENTES

Os dentes têm origem a partir do ectoderma oral, especificamente da crista neural e do tecido ectomesenquimal adjacente. Durante o desenvolvimento embrionário, células epiteliais da crista neural, conhecidas como células do esmalte, interagem com células mesenquimais adjacentes, formando o órgão do esmalte. Esse órgão do esmalte dá origem ao esmalte dentário, a camada mais externa e dura dos dentes.

32.2 DESENVOLVIMENTO DOS TECIDOS DENTÁRIOS

O desenvolvimento dos dentes envolve a interação complexa entre as células epiteliais e mesenquimais. O órgão do esmalte dá origem aos tecidos dentários, incluindo o esmalte, dentina, polpa e cemento. A formação desses tecidos ocorre por meio de uma série de eventos, incluindo a proliferação celular, diferenciação e mineralização.

32.3 FASES DO DESENVOLVIMENTO DENTÁRIO

O desenvolvimento dos dentes passa por várias fases distintas: brotamento, capuz, campânula e maturação. Durante a fase de brotamento, ocorre a formação do botão dental, que representa a estrutura inicial do dente. Na fase de capuz, o botão dental se aprofunda no tecido subjacente, formando o epitélio do esmalte e o órgão do esmalte.

Na fase de campânula, o dente começa a se desenvolver em formato de sino, com a formação da dentina e polpa. Nesta fase, ocorre a organização das células do esmalte e a formação do esmalte propriamente dito. Finalmente, na fase de maturação, ocorre a mineralização dos tecidos dentários e a formação do cemento, que se liga à raiz do dente.

32.4 ERUPÇÃO DENTÁRIA

Após a formação e maturação dos dentes, eles passam pelo processo de erupção, no qual emergem na cavidade oral e se posicionam corretamente na arcada dentária. A erupção dentária é controlada por uma combinação de fatores genéticos, hormonais e mecânicos. À medida que os dentes irrompem, eles se estabelecem na posição adequada, permitindo a oclusão correta dos arcos dentais.

CONCLUSÃO

A formação embrionária dos dentes é um processo complexo e altamente regulado. A interação entre as células epiteliais e mesenquimais desempenha um papel crucial na formação dos tecidos dentários, incluindo o esmalte, dentina, polpa e cemento. O entendimento desse processo é fundamental para a compreensão das anomalias dentárias e o desenvolvimento de abordagens terapêuticas eficazes. O estudo do desenvolvimento embrionário dos dentes continua a avançar, proporcionando *insights* valiosos para a odontologia regenerativa e a melhoria da saúde bucal.

Figura 32: Germe dentário

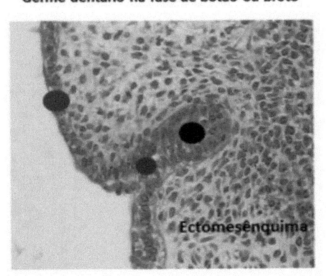

Em sequência à proliferação inicial, a lâmina dentária expressa processos mitóticos diferenciais que resulta em cada arco o surgimento de 10 pequenas esférulas que penetram no ectomesênquima.

CAPÍTULO 33
DESENVOLVIMENTO EMBRIONÁRIO DO CORAÇÃO

O coração é um órgão vital que desempenha um papel fundamental no sistema circulatório. Durante o desenvolvimento embrionário, o coração se forma a partir de uma estrutura simples e se torna um órgão complexo, capaz de bombear o sangue e fornecer oxigênio e nutrientes para o resto do corpo. Neste capítulo, abordaremos o desenvolvimento embrionário do coração, desde a sua formação inicial até a sua maturação e funcionamento adequado.

33.1 ORIGEM E FORMAÇÃO DO CORAÇÃO

O coração tem origem nas células mesodérmicas, especificamente no mesoderma lateral. Durante a gastrulação, uma faixa de mesoderma chamada de linha primitiva se forma, e o mesoderma lateral se divide em camadas conhecidas como mesoderma paraxial, mesoderma intermediário e mesoderma lateral. O mesoderma lateral é o precursor das células cardíacas.

No início do desenvolvimento, o mesoderma lateral forma duas bandas em forma de tubo chamadas de cordões cardíacos. Esses cordões se unem no centro do embrião e se fundem para formar um tubo cardíaco primitivo, que é o precursor do coração.

33.2 DESENVOLVIMENTO DAS CÂMARAS CARDÍACAS

O tubo cardíaco primitivo passa por uma série de eventos complexos para se desenvolver nas quatro câmaras cardíacas: átrio direito, átrio esquerdo, ventrículo direito e ventrículo esquerdo. Durante o desenvolvimento, o tubo cardíaco sofre expansão, dobramento e divisão para formar as câmaras cardíacas distintas. As células cardíacas se diferenciam em diferentes tipos, como cardiomiócitos e células condutoras, que são responsáveis pela contração rítmica do coração.

33.3 FORMAÇÃO DAS VALVAS E SEPTOS CARDÍACOS

Além do desenvolvimento das câmaras cardíacas, também ocorre a formação das valvas cardíacas e dos septos cardíacos. As valvas cardíacas se originam de estruturas chamadas de cristas endocárdicas, que se desenvolvem a partir do mesoderma. Essas cristas se fundem e se transformam nas valvas mitral, tricúspide, pulmonar e aórtica, que controlam o fluxo sanguíneo nas câmaras cardíacas.

Os septos cardíacos se formam através de uma série de eventos complexos de crescimento, dobras e fusões. O septo interatrial divide o átrio em direito e esquerdo, enquanto o septo interventricular separa os ventrículos direito e esquerdo. Esses septos são essenciais para direcionar o fluxo sanguíneo e evitar a mistura de sangue oxigenado e desoxigenado.

33.4 UM FOCO NA FORMAÇÃO EMBRIONÁRIA DO CORAÇÃO.

A formação embrionária do coração é um processo incrível e complexo que ocorre durante as primeiras semanas do desenvolvimento humano. A partir de estruturas simples, um órgão vital e intricado se desenvolve, capaz de bombear sangue e fornecer oxigênio e nutrientes para todo o corpo em desenvolvimento.

O coração tem origem nas células mesodérmicas, especificamente no mesoderma lateral. Durante a gastrulação, uma faixa de mesoderma chamada de linha primitiva se forma, e o mesoderma lateral se divide em camadas conhecidas como mesoderma paraxial, mesoderma intermediário e mesoderma lateral. O mesoderma lateral é o precursor das células cardíacas.

No início do desenvolvimento, o mesoderma lateral forma duas bandas em forma de tubo chamadas de cordões cardíacos. Esses cordões se unem no centro do embrião e se fundem para formar um tubo cardíaco primitivo, que é o precursor do coração. Esse tubo se estende ao longo do embrião e se dobra para formar a estrutura básica do coração.

À medida que o tubo cardíaco primitivo se desenvolve, ele passa por uma série de mudanças e eventos para se diferenciar nas quatro câmaras cardíacas: átrio direito, átrio esquerdo, ventrículo direito e ventrículo esquerdo. O processo de dobramento e divisão do tubo cardíaco é chamado de *looping* cardíaco, e é responsável pela configuração final do coração.

Além da formação das câmaras cardíacas, ocorre também a formação das valvas cardíacas e dos septos cardíacos. As valvas cardíacas se originam de estruturas chamadas de cristas endocárdicas, que se desenvolvem a partir do mesoderma. Essas cristas se fundem e se transformam nas valvas mitral, tricúspide, pulmonar e aórtica, que controlam o fluxo sanguíneo nas câmaras cardíacas.

Os septos cardíacos, por sua vez, são formados por uma série de eventos de crescimento, dobras e fusões. O septo interatrial divide o átrio em direito e esquerdo, enquanto o septo interventricular separa os ventrículos direito e esquerdo. Esses septos são essenciais para direcionar o fluxo sanguíneo e evitar a mistura de sangue oxigenado e desoxigenado.

Ao longo do desenvolvimento embrionário, os vasos sanguíneos também se desenvolvem em conjunto com o coração. A aorta, a artéria pulmonar e as veias cardinais são formadas para permitir a circulação do sangue pelo corpo em desenvolvimento.

A formação embrionária do coração é um processo complexo e altamente regulado. A interação cuidadosa entre células, sinalização molecular e eventos de dobramento e fusão resulta na formação do órgão vital que é essencial para a vida. O estudo detalhado desse processo é crucial para entender as origens de anomalias cardíacas congênitas e desenvolver tratamentos eficazes para essas condições.

33.5 O DOBRAMENTO DO CORAÇÃO.

O dobramento embrionário do coração é um evento crítico no desenvolvimento do embrião humano, no qual o tubo cardíaco primitivo se dobra e se organiza para formar a estrutura complexa do coração. Esse processo é fundamental para posicionar corretamente as câmaras cardíacas e os grandes vasos sanguíneos, garantindo assim um funcionamento adequado do coração.

O dobramento do tubo cardíaco ocorre em duas direções principais: o dobramento ântero-posterior e o dobramento lateral. Essas mudanças de forma são essenciais para transformar o tubo cardíaco em uma estrutura tridimensional, que será responsável pela eficiente circulação sanguínea.

O dobramento ântero-posterior ocorre quando o tubo cardíaco primitivo cresce rapidamente em comprimento e começa a se dobrar em direção à cavidade torácica do embrião. Esse movimento é chamado de *looping* cardíaco. Durante o *looping* cardíaco, o átrio primitivo é posicionado anteriormente e inferiormente em relação ao ventrículo primitivo, e o átrio esquerdo é direcionado para a direita. O *looping* cardíaco também resulta na formação de uma curva característica, conhecida como curva de S, que se assemelha à estrutura final do coração.

Simultaneamente ao dobramento ântero-posterior, ocorre o dobramento lateral do tubo cardíaco. Esse processo é responsável por dar forma às câmaras cardíacas e pelos vasos sanguíneos principais. Durante o dobramento lateral, os lados direito e esquerdo do tubo cardíaco se aproximam e se fundem, formando as paredes externas do coração. Isso resulta na formação das câmaras cardíacas: o átrio direito e o ventrículo direito à direita, e o átrio esquerdo e o ventrículo esquerdo à esquerda.

Além disso, durante o dobramento embrionário, os vasos sanguíneos principais, como a aorta e a artéria pulmonar, também são reposicionados. A aorta é direcionada para a parte superior do coração e se conecta ao ventrículo esquerdo, enquanto a artéria pulmonar se conecta ao ventrículo direito. Essas mudanças são essenciais para direcionar o fluxo sanguíneo corretamente e garantir que o sangue oxigenado seja bombeado para o corpo e o sangue desoxigenado seja enviado aos pulmões.

O dobramento embrionário do coração é um processo coordenado por uma série de sinais moleculares e interações entre células. Disfunções nesse processo podem levar a anomalias cardíacas congênitas, que são as malformações do coração presentes desde o nascimento. Essas anomalias podem variar de leves a graves e requerem tratamento médico adequado.

Resumidamente, o dobramento embrionário do coração é um processo complexo e crucial no desenvolvimento do embrião humano. Esse evento resulta na formação das câmaras cardíacas, dos vasos sanguíneos principais e da configuração tridimensional do coração. O entendimento detalhado desse processo é fundamental para compreender as origens das anomalias cardíacas congênitas e desenvolver estratégias de prevenção e tratamento eficazes.

33.6 A SEPTAÇÃO DO CORAÇÃO.

A septação do coração é um processo fundamental durante o desenvolvimento embrionário, no qual o coração primitivo, inicialmente um tubo cardíaco simples, é dividido em quatro câmaras distintas: átrio direito, átrio esquerdo, ventrículo direito e ventrículo esquerdo. Essa septação ocorre por meio do crescimento e fusão de estruturas que formam os septos cardíacos, que separam as câmaras e direcionam o fluxo sanguíneo de forma adequada.

A septação do coração é um processo complexo que ocorre em várias etapas durante o desenvolvimento embrionário. A primeira etapa é a formação do septo interatrial, que divide o átrio primitivo em átrio direito e átrio esquerdo. Isso ocorre por meio do crescimento e fusão de dois septos: o septo primum, que cresce em direção ao átrio, e o septo secundum, que se forma ao lado do septo primum. Esses septos contêm uma abertura chamada de forame oval, que permite a passagem de sangue entre os átrios antes do nascimento.

A segunda etapa é a formação do septo interventricular, que separa o ventrículo primitivo em ventrículo direito e ventrículo esquerdo. O septo interventricular cresce a partir do topo do ventrículo em direção ao septo atrial, fusionando-se com ele e dividindo completamente o ventrículo em duas câmaras. A formação adequada do septo interventricular é essencial para garantir a separação dos fluxos sanguíneos oxigenado e desoxigenado e evitar misturas indesejáveis.

Além disso, durante o processo de septação do coração, ocorre a formação dos septos atrioventriculares, que dividem as câmaras atriais das câmaras ventriculares. Esses septos, conhecidos como septo atrioventricular primário e septo atrioventricular secundário, asseguram a separação adequada entre as câmaras e a conexão correta dos átrios e ventrículos aos vasos sanguíneos principais.

A septação do coração é um processo complexo e altamente regulado por uma combinação de fatores genéticos e moleculares. Disfunções nesse processo podem levar a anomalias cardíacas congênitas, como comunicação interatrial, comunicação interventricular e outras malformações cardíacas.

O entendimento da septação do coração é de extrema importância para a compreensão das anomalias cardíacas congênitas e o desenvolvimento de estratégias de diagnóstico e tratamento adequadas. A ecocardiografia fetal e outros métodos de imagem são usados para avaliar o desenvolvimento cardíaco durante a gestação e identificar possíveis problemas. Em casos graves, podem ser necessárias intervenções cirúrgicas para corrigir as anomalias cardíacas e garantir o funcionamento adequado do coração.

Portanto, a septação do coração é um processo crítico no desenvolvimento embrionário, que resulta na formação das quatro câmaras cardíacas e na separação correta dos fluxos sanguíneos. A compreensão desse processo é fundamental para o diagnóstico e tratamento das anomalias cardíacas congênitas, permitindo uma melhor qualidade de vida para os pacientes afetados.

33.7 DESENVOLVIMENTO DOS VASOS SANGUÍNEOS E CIRCULAÇÃO FETAL

Durante o desenvolvimento embrionário do coração, também ocorre a formação dos principais vasos sanguíneos, como a aorta, artéria pulmonar e veias cardinais. Esses vasos sanguíneos desempenham um papel crucial na circulação fetal, fornecendo oxigênio e nutrientes para o embrião em desenvolvimento.

A circulação fetal é um sistema circulatório especializado que permite o fornecimento de oxigênio e nutrientes ao feto durante o desenvolvimento intrauterino. Durante a gestação, o feto não utiliza seus pulmões para a troca gasosa, pois a oxigenação do sangue é realizada pela placenta. A circulação fetal desvia o sangue rico em oxigênio da placenta para as partes essenciais do corpo do feto, enquanto evita o fluxo sanguíneo para os pulmões.

A circulação fetal envolve estruturas e vasos sanguíneos específicos que desempenham papéis cruciais nesse processo. Aqui está uma descrição geral do sistema circulatório fetal:

Placenta: A placenta é o órgão que se desenvolve durante a gestação e permite a troca de oxigênio, nutrientes e resíduos entre a mãe e o feto. O sangue materno rico em oxigênio e nutrientes entra na placenta através das artérias uterinas, onde ocorre a transferência desses elementos para o feto.

Veia umbilical: A veia umbilical é responsável por transportar o sangue oxigenado e rico em nutrientes da placenta para o feto. Esse sangue flui para o feto através do cordão umbilical e entra diretamente na veia cava inferior.

Forame oval: O forame oval é uma abertura entre os átrios direito e esquerdo do coração fetal. Ele permite que o sangue circule do átrio direito, que recebe sangue venoso do corpo, para o átrio esquerdo, evitando assim a circulação para os pulmões.

Ducto arterial (canal arterial): O ducto arterial é uma conexão entre a artéria pulmonar e a aorta no coração fetal. Ele desvia o sangue do ventrículo direito, que normalmente iria para os pulmões, para a aorta, permitindo que o sangue oxigenado da placenta seja distribuído para todo o corpo do feto.

Veias e artérias pulmonares: Apesar de não estar envolvido na troca gasosa, o sangue venoso do feto é enviado para os pulmões. As veias pulmonares coletam esse sangue e o levam para o coração. No entanto, a maior parte do sangue venoso dos pulmões é desviada pelo ducto arterial, enquanto uma pequena porção flui para os pulmões para fornecer oxigênio necessário ao desenvolvimento.

Após o nascimento e a primeira respiração do bebê, ocorrem mudanças circulatórias significativas. O forame oval se fecha, separando os átrios direito e esquerdo, e o ducto arterial se fecha gradualmente, interrompendo o desvio de sangue para a aorta. O fluxo sanguíneo pulmonar aumenta à medida que os pulmões se expandem e começam a funcionar plenamente.

A compreensão da circulação fetal é importante para a avaliação da saúde cardiovascular do feto e do recém-nascido. Qualquer anomalia ou alteração nesse sistema circulatório pode ter impactos significativos na saúde e no desenvolvimento do bebê.

Ao longo do desenvolvimento embrionário, ocorrem mudanças significativas na circulação fetal para a adaptação ao ambiente extrauterino. Após o nascimento, ocorrem alterações adicionais na estrutura e função do coração para estabelecer a circulação pós-natal.

CONCLUSÃO

O desenvolvimento embrionário do coração é um processo complexo e fascinante que envolve a formação das câmaras cardíacas, valvas, septos e vasos sanguíneos. A compreensão dos eventos que ocorrem durante esse processo é essencial para a identificação e tratamento de anomalias cardíacas congênitas, que são responsáveis por uma proporção significativa das doenças cardíacas em recém-nascidos. Estudos contínuos sobre o desenvolvimento do coração também têm implicações importantes para a medicina regenerativa e a melhoria dos tratamentos cardíacos.

CAPÍTULO 33   225

Figura 33: Desenvolvimento do coração humano durante as primeiras oito semanas de gestação

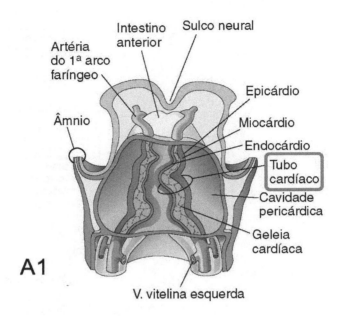

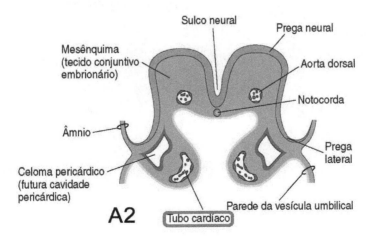

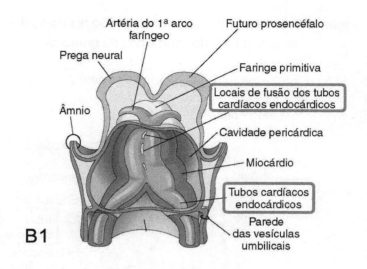

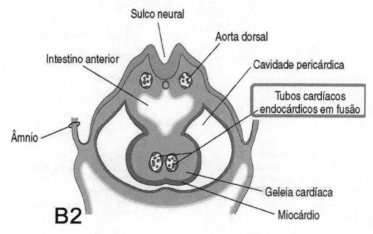

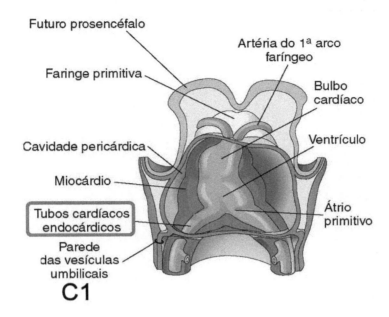

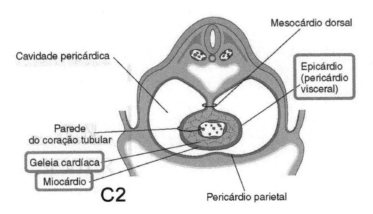

Fig. A1 a C1, visões ventrais do coração e região pericárdica em desenvolvimento. A2 a C2, cortes transversais da região cardíaca em desenvolvimento.
Moore, K.L. Embriologia Clínica/Keith L. Moore, T.V.N. Persaud, Mark G. Torchia. Rio de Janeiro: Elsevier, 2012. (https://embrionhands.uff.br/wp-content/uploads/sites/275/2020/07/Fig-2.jpg)

CAPÍTULO 34
EMBRIOLOGIA DOS VASOS ARTERIAIS

Os vasos arteriais desempenham um papel vital no transporte de sangue oxigenado e nutrientes para todos os tecidos do corpo. Durante o desenvolvimento embrionário, esses vasos se formam a partir de processos complexos que envolvem a diferenciação e a organização das células em estruturas vasculares funcionais. Neste capítulo, compreenderemos a embriologia dos vasos arteriais, abordando a formação e o desenvolvimento dessas importantes estruturas vasculares.

34.1 FORMAÇÃO DOS VASOS SANGUÍNEOS

Durante a terceira semana do desenvolvimento embrionário, a formação dos vasos sanguíneos tem início a partir de uma estrutura conhecida como mesoderma extraembrionário. A angiogênese, processo de formação de novos vasos sanguíneos, ocorre por meio da diferenciação das células mesenquimais em células endoteliais. Essas células se agrupam para formar os chamados cordões angioblásticos, que posteriormente se transformam em vasos sanguíneos.

34.2 DESENVOLVIMENTO DAS ARTÉRIAS PRINCIPAIS

As artérias principais se desenvolvem a partir de diferentes estruturas embrionárias. A aorta dorsal surge a partir da fusão dos cordões angioblásticos no embrião. Ela se divide em três partes principais: aorta cranial, aorta torácica e aorta abdominal.

A aorta cranial dá origem às artérias carótidas comuns, que suprem a cabeça e o pescoço. A aorta torácica se divide em artérias intercostais, que suprem as regiões torácicas, enquanto a aorta abdominal se ramifica em artérias viscerais e artérias lombares.

Além da aorta dorsal, as artérias umbilicais são outras importantes estruturas vasculares durante o desenvolvimento embrionário. Elas surgem a partir das artérias vitelinas, que transportam o sangue do saco vitelino para o embrião durante as primeiras semanas. À medida que o embrião se desenvolve e a circulação sanguínea é estabelecida, as artérias umbilicais se tornam responsáveis pelo transporte de sangue desoxigenado para a placenta.

34.3 SEPTAÇÃO ARTERIAL

Durante o desenvolvimento do coração, ocorrem processos de septação que levam à formação de diferentes câmaras cardíacas. Esses processos também afetam a circulação arterial, resultando na separação dos vasos arteriais em aferentes (que levam o sangue para os órgãos) e eferentes (que coletam o sangue dos órgãos). A septação arterial envolve a formação de estruturas como o septo aórtico, o tronco pulmonar e o canal arterial, que são essenciais para o estabelecimento de uma circulação sanguínea adequada no feto em desenvolvimento.

34.4 A ARTÉRIA AORTA.

A embriologia da artéria aorta é um processo fascinante que envolve a formação e a remodelação desse importante vaso sanguíneo durante o desenvolvimento embrionário. A artéria aorta desempenha um papel fundamental no fornecimento de sangue oxigenado para todo o corpo e é essencial para o estabelecimento da circulação fetal e posteriormente da circulação pós-natal. Neste capítulo, exploraremos em detalhes a embriologia da artéria aorta, destacando suas etapas-chave e eventos significativos.

34.4.1 Formação inicial

A formação da artéria aorta tem início durante a quarta semana do desenvolvimento embrionário. Ela se origina da fusão dos dois tubos endoteliais conhecidos como tronco arterioso, que se estendem a partir do coração primitivo. Esses tubos se fundem e dão origem a um único vaso, que se desenvolve para se tornar a artéria aorta.

34.4.2 Divisão em arcos aórticos

Após a formação inicial da artéria aorta, ela passa por um processo de segmentação em arcos aórticos. Durante o desenvolvimento, a artéria aorta se divide em seis pares de arcos aórticos, numerados de 1 a 6, sendo o primeiro par o mais cranial. Cada arco aórtico possui um padrão específico de desenvolvimento e origina diferentes ramos arteriais que irrigam estruturas específicas da cabeça e do pescoço.

34.4.3 Remodelação da artéria aorta

Conforme o embrião se desenvolve, a artéria aorta sofre remodelação significativa para se adaptar às mudanças na anatomia e às demandas circulatórias em desenvolvimento. Durante essa fase, os arcos aórticos passam por fusão, regressão ou modificação para formar as principais artérias que irrigam os órgãos e tecidos do corpo.

34.4.4 Formação dos ramos arteriais

Durante a remodelação da artéria aorta, ocorre a formação dos principais ramos arteriais que se originam desse vaso. Esses ramos incluem a artéria carótida comum, a artéria subclávia, as artérias coronárias, entre outras. Cada ramo arterial desempenha um papel crucial no fornecimento de sangue para diferentes regiões do corpo.

A embriologia da artéria aorta é um processo complexo e crucial para o desenvolvimento do sistema cardiovascular. O entendimento detalhado dos eventos e etapas envolvidos na formação e remodelação da artéria aorta é de suma importância para a compreensão de anomalias vasculares congênitas e para o desenvolvimento de abordagens terapêuticas eficazes. Estudos adicionais nessa área contribuirão para aprimorar nosso conhecimento sobre o desenvolvimento vascular normal e patológico, auxiliando no diagnóstico e tratamento de condições relacionadas à artéria aorta.

CONCLUSÃO

O desenvolvimento dos vasos arteriais é um processo complexo que envolve a formação e diferenciação das células endoteliais, bem como a organização e ramificação desses vasos para suprir os diferentes tecidos do corpo. O estudo da embriologia dos vasos arteriais é essencial para compreender as bases do desenvolvimento vascular normal e as anomalias que podem surgir nesse processo. Conhecer esses aspectos contribui para o diagnóstico precoce e o desenvolvimento de estratégias terapêuticas adequadas para condições relacionadas aos vasos arteriais.

Figura 34.: Os derivados dos arcos aórticos I

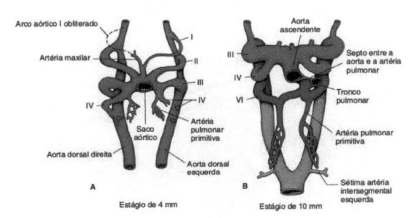

Nas imagens destacam-se o arco aórtico, os terceiro, quarto e sexto arcos aórticos, e o tronco arterioso o qual em parte é dividido em artéria aorta e pulmonar, observe que o quinto arco não se desenvolve. Pode-se observar a aorta dorsal esquerda e a sétima artéria intersegmentar. Adicionalmente observamos a aorta dorsal esquerda, a artéria carótida externa, a artéria carótida interna, o saco aórtico, os terceiro, quarto e sexto arcos aórticos, o ducto arterioso, as artérias pulmonares, a artéria subclávia esquerda e a sétima artéria intersegmentar. (https://edisciplinas.usp.br/pluginfile.php/4089389/mod_resource/content/0/cardiovascular%20 2%20b.pdf)

Figura 34.2: Formação dos grandes vasos embrionários e extraembrionários

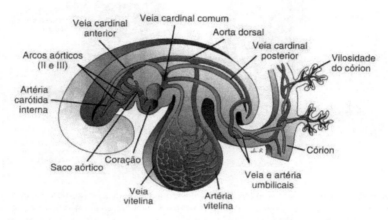

Na imagem destacam-se a artéria carótida interna, a artéria aorta dorsal, a artéria vitelina e a artéria umbilical. Observe os arcos aórticos. (https://edisciplinas.usp.br/pluginfile.php/7769825/mod_resource/content/1/embrio%20cardio%20II.pdf)

CAPÍTULO 35
DESENVOLVIMENTO EMBRIONÁRIO DOS VASOS VENOSOS

Os vasos venosos são estruturas vitais do sistema circulatório que têm a função de coletar o sangue desoxigenado e os resíduos metabólicos dos tecidos do corpo e retorná-los ao coração para serem novamente oxigenados. Durante o desenvolvimento embrionário, os vasos venosos se formam a partir de processos complexos que envolvem a organização e a diferenciação celular para estabelecer uma rede vascular funcional. Neste capítulo, explanaremos o desenvolvimento embrionário dos vasos venosos, destacando suas principais etapas e eventos.

35.1 FORMAÇÃO DOS VASOS VENOSOS

Durante o desenvolvimento embrionário, os vasos venosos têm origem a partir do mesoderma extraembrionário. Os cordões angioblásticos, compostos por células mesenquimais, se organizam e diferenciam em células endoteliais, formando as primeiras estruturas vasculares. Essas estruturas então se conectam e se remodelam para formar os vasos venosos primordiais.

35.2 PRINCIPAIS VASOS VENOSOS EMBRIONÁRIOS

Existem vários vasos venosos embrionários importantes no desenvolvimento inicial. O ducto vitelino é responsável por transportar sangue desoxigenado do saco vitelino para o embrião durante as primeiras semanas. À medida que a circulação sanguínea se estabelece, o ducto vitelino regredirá.

O seio venoso é outra estrutura crucial que se desenvolve a partir da porção cranial da veia cardinal anterior direita e da porção caudal da veia cardinal posterior direita. Ele atua como um importante coletor venoso embrionário e serve como ponto de drenagem para o sangue desoxigenado proveniente do corpo do embrião.

Outros vasos venosos importantes incluem as veias vitelinas, responsáveis pelo transporte de sangue desoxigenado do saco vitelino, e as veias umbilicais, que transportam sangue oxigenado da placenta para o embrião. Durante o desenvolvimento, essas veias passam por remodelações e conexões para se tornarem parte do sistema venoso fetal.

35.3 DESENVOLVIMENTO DAS VEIAS CARDINAIS

As veias cardinais são estruturas fundamentais no desenvolvimento dos vasos venosos. Elas se formam a partir de uma rede complexa de veias que se conectam e se remodelam para formar as veias cardinais anterior e posterior. Essas veias desempenham um papel crucial na drenagem do sangue venoso do embrião para o coração em desenvolvimento.

35.4 A FORMAÇÃO DA VEIA CAVA

A embriologia da veia cava, a maior veia do corpo humano, é um processo complexo que envolve a formação e a fusão de diferentes sistemas venosos durante o desenvolvimento embrionário. A veia cava é responsável por drenar o sangue venoso dos membros inferiores e de várias outras estruturas para o coração.

Neste capítulo, exploraremos em detalhes a embriologia da veia cava, destacando suas etapas-chave e eventos significativos.

35.4.1 Desenvolvimento inicial

Durante o desenvolvimento embrionário, a veia cava tem origem em duas estruturas venosas primárias: o seio venoso e o sistema venoso cardinal. O seio venoso é uma dilatação na porção cranial do embrião, localizada próximo ao coração. O sistema venoso cardinal, por sua vez, consiste em uma rede de vasos venosos que percorre o embrião e coleta o sangue de várias regiões do corpo.

35.4.2 Formação da veia cava inferior

A veia cava inferior é formada pela fusão das veias ilíacas comuns, que por sua vez são derivadas da veia cardinal posterior direita e da veia subcardinal. Durante a sua formação, as veias ilíacas comuns crescem em direção à região cranial do embrião e se fundem para formar a veia cava inferior. A veia cava inferior é responsável por drenar o sangue venoso dos membros inferiores, dos órgãos pélvicos e da parte inferior do abdômen.

A formação da veia cava inferior é um processo complexo que ocorre durante o desenvolvimento embrionário. A veia cava inferior é responsável por drenar o sangue venoso dos membros inferiores, dos órgãos pélvicos e da parte inferior do abdômen. Vamos explorar em detalhes as etapas envolvidas na formação da veia cava inferior.

No início do desenvolvimento embrionário, a veia cava inferior tem origem na porção caudal do embrião, perto do rim e da região lombar. Duas estruturas venosas primárias estão envolvidas na formação da veia cava inferior: a veia cardinal posterior direita e a veia subcardinal.

35.4.3 Crescimento e fusão das veias ilíacas comuns

A veia cava inferior é formada pela fusão das veias ilíacas comuns direita e esquerda. As veias ilíacas comuns são derivadas da veia cardinal posterior direita e da veia subcardinal. Durante o desenvolvimento, as veias ilíacas comuns crescem em direção à região cranial do embrião e se fundem próximo ao coração, formando a veia cava inferior.

35.4.4 Desenvolvimento do seio venoso

Ao mesmo tempo em que ocorre a fusão das veias ilíacas comuns, o seio venoso também desempenha um papel importante na formação da veia cava inferior. O seio venoso é uma dilatação na porção cranial do embrião, localizada próximo ao coração. Ele é responsável por receber o sangue venoso proveniente das veias cardinais, das veias umbilicais e de outras estruturas embrionárias. O seio venoso se conecta às veias ilíacas comuns, contribuindo para a formação da veia cava inferior.

35.4.5 Desenvolvimento dos ductos venosos

Os ductos venosos, também conhecidos como ductos de Arancio, são estruturas temporárias que surgem durante o desenvolvimento embrionário. Eles conectam o seio venoso à veia cava inferior, permitindo o fluxo sanguíneo adequado. Conforme a veia cava inferior se desenvolve, os ductos venosos começam a regredir e desaparecem completamente antes do nascimento.

35.4.6 Conexão com o coração

A veia cava inferior, uma vez formada, se conecta ao átrio direito do coração. Essa conexão permite que o sangue venoso dos membros inferiores, órgãos pélvicos e parte inferior do abdômen seja direcionado para o coração, onde será posteriormente bombeado para a circulação pulmonar.

A formação da veia cava inferior é um processo complexo que envolve o crescimento, a fusão e a regulação de várias estruturas venosas durante o desenvolvimento embrionário. A compreensão dos eventos e etapas envolvidos nesse processo é fundamental para a compreensão de anomalias vasculares congênitas e para o diagnóstico e tratamento de condições relacionadas à veia cava inferior. Estudos adicionais nessa área ajudarão a expandir nosso conhecimento sobre o desenvolvimento vascular normal e anormal, proporcionando *insights* valiosos para a prática clínica.

35.5 FORMAÇÃO DA VEIA CAVA SUPERIOR

A veia cava superior é formada pela fusão de várias veias craniais, incluindo as veias braquiocefálicas direita e esquerda, que são derivadas do sistema venoso cardinal. Durante o desenvolvimento, essas veias craniais se unem e formam a veia cava superior, que é responsável por drenar o sangue venoso da cabeça, pescoço, membros superiores e parte superior do tórax.

A embriologia da veia cava envolve a formação e a fusão de diferentes sistemas venosos durante o desenvolvimento embrionário. A veia cava inferior e a veia cava superior desempenham papéis vitais na drenagem do sangue venoso de várias regiões do corpo para o coração. O entendimento detalhado dos eventos e etapas envolvidos na formação da veia cava é essencial para a compreensão de anomalias vasculares congênitas e para o diagnóstico e tratamento de condições relacionadas à veia cava. Estudos adicionais nessa área contribuirão para a ampliação do nosso conhecimento sobre o desenvolvimento vascular normal e anormal, fornecendo *insights* importantes para a prática clínica.

CONCLUSÃO

O desenvolvimento embrionário dos vasos venosos é um processo complexo e essencial para a formação de uma rede vascular funcional no embrião em crescimento. O entendimento detalhado desses eventos e estruturas é de grande importância para a compreensão de anomalias vasculares congênitas e para o desenvolvimento de abordagens terapêuticas eficazes. Estudos adicionais nessa área contribuirão para aprimorar nosso conhecimento sobre o desenvolvimento vascular normal e patológico, promovendo avanços na medicina e no tratamento de condições relacionadas aos vasos venosos.

Figura 35.1: Veias que chegam ao seio venoso e suas principais modificações (A)

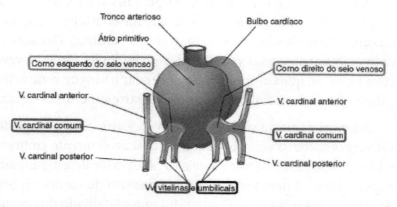

Na vista A destacam-se o tronco arterioso, o átrio primordial, o bulbo cardíaco, a abertura do seio venoso no átrio primitivo, os cornos esquerdo e direito dos seios venosos, as veias cardinais comuns, as veias cardinais anteriores, as veias cardinais posteriores e as veias vitelínicas e umbilicais. (https://embrionhands.uff.br/2019/08/29/sistema-cardiovascular/)

Figura 35.2: Veias que chegam ao seio venoso e suas principais modificações (B)

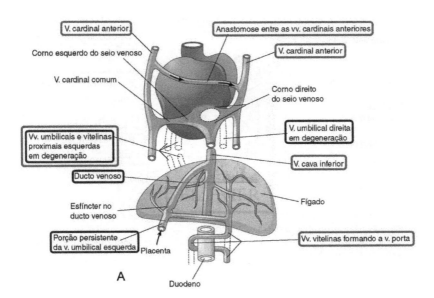

Na imagem destacam-se o duodeno, as veias vitelinas formando a veia porta, a placenta, a porção persistente da veia umbilical esquerda, o esfíncter no ducto venoso, o ducto venoso, o fígado, a veia cava inferior, a degeneração proximal das veias umbilical e vitelina esquerda, a veia cava inferior, a degeneração da veia umbilical direita, o corno direito do seio venoso, o seio venoso do corno esquerdo, a veia cardinal comum, a veia cardinal anterior, a anastomose entre as veias cardinais anteriores e a veia cardinal anterior. (https://embrionhands.uff.br/2019/08/29/sistema-cardiovascular/).

Figura 35.3: Veias que chegam ao seio venoso e suas principais modificações (C)

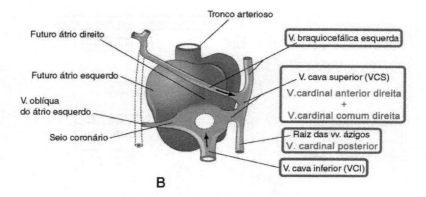

B

Observe a veia cava inferior, o seio coronário, a veia oblíqua do átrio esquerdo, o futuro átrio esquerdo, o futuro átrio direito, o tronco arterioso, a veia braquiocefálica esquerda, a raiz da veia ázigos e a veia cava superior. (https://embrionhands.uff.br/2019/08/29/sistema-cardiovascular/).

Figura 35.4: Formação das veias (A) e (B)

Veias vitelinas

Tornam-se associadas ao fígado em desenvolvimento

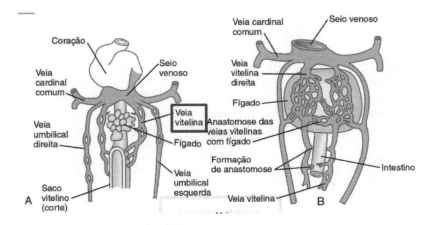

Em (A) destacam-se aa veia vitelina, as veias umbilicais, o saco vitelino, a veia cardinal comum e o seio venoso. Em (B), observa-se principalmente a formação das veias vitelinas com o fígado. A partir das imagens é interessante notar que as veias vitelinas se tornam associadas ao fígado em desenvolvimento. (https://edisciplinas.usp.br/pluginfile.php/4089389/mod_resource/content/0/cardiovascular%202%20b.pdf).

Figura 35.5: Formação das veias (C) e (D)

Formação da veia porta-hepática

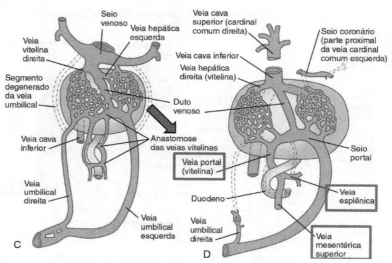

Em (C) é importante destacar a anastomose das veias vitelinas, o ducto venoso e a veia hepática esquerda. Em (D) destacam-se a veia portal (vitelina), a veia mesentérica superior e a veia esplênica. Nota-se também o seio coronário que é parte proximal da veia cardinal comum esquerda. (https://edisciplinas.usp.br/pluginfile.php/4089389/mod_resource/content/0/cardiovascular%202%20b.pdf).

Figura 35.6: Veias umbilicais

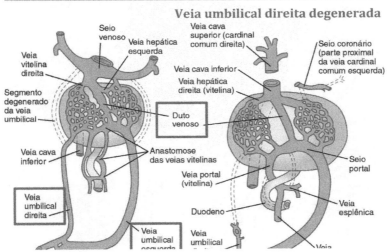

Observe em (C) as veias umbilicais (direita e esquerda), o ducto venoso e a anastomose das veias vitelinas. Em (D), podem-se destacar a veia mesentérica superior, o seio portal, o ducto venoso, a veia cava superior derivada da veia cardinal comum direita e o seio coronário relacionado com a patê proximal da veia cardinal comum esquerda. É importante considerar que a veia umbilical direita degenera.

Figura 35.7: Formação das veias pulmonares

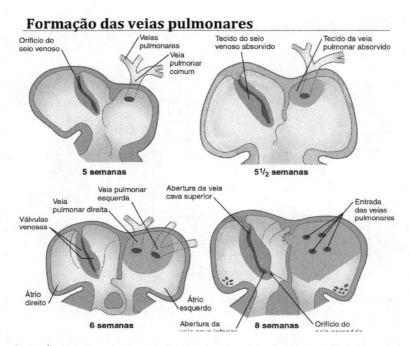

A formação das veias pulmonares independe do sistema de veias cardinais. No início, apenas uma veia pulmonar desemboca no átrio esquerdo. Com o crescimento do átrio, ocorrem as ramificações. (https://edisciplinas.usp.br/pluginfile.php/4089389/mod_resource/content/0/cardiovascular%202%20b.pdf).

CAPÍTULO 36
FORMAÇÃO EMBRIOLÓGICA DO SISTEMA LINFÁTICO

O sistema linfático desempenha um papel crucial na defesa imunológica, no transporte de fluidos e na absorção de gorduras. Durante o desenvolvimento embrionário, o sistema linfático se origina a partir de diferentes estruturas e passa por um processo complexo de formação. Neste capítulo, vamos explorar em detalhes a formação embrionária do sistema linfático, destacando os principais eventos e estruturas envolvidas.

36.1 DESENVOLVIMENTO DO SISTEMA LINFÁTICO

36.1.1 Origem do sistema linfático

O sistema linfático tem origem nos vasos linfáticos primordiais, que se formam a partir do mesoderma esplâncnico (camada intermediária do embrioblasto). Os vasos linfáticos primordiais aparecem como evaginações cegas ao redor do trato gastrointestinal primitivo.

36.1.2 Desenvolvimento dos sacos linfáticos

Os vasos linfáticos primordiais se expandem e formam estruturas saculares chamadas sacos linfáticos. Esses sacos são responsáveis por coletar e transportar a linfa, o fluido que circula pelo sistema linfático.

36.1.3 Desenvolvimento dos linfonodos

À medida que os sacos linfáticos se desenvolvem, os linfonodos também se formam. Os linfonodos são pequenas estruturas em forma de feijão que filtram a linfa, removendo substâncias indesejadas e células estranhas. Os linfonodos são formados por proliferação de células endoteliais nos sacos linfáticos.

36.1.4 Desenvolvimento das válvulas linfáticas

As válvulas linfáticas surgem nos vasos linfáticos para ajudar no direcionamento unidirecional do fluxo linfático. Elas evitam que a linfa retroceda e garantem um fluxo contínuo em direção aos linfonodos e, eventualmente, de volta à circulação sanguínea.

36.2 DESENVOLVIMENTO DO DUCTO TORÁCICO E DO DUCTO LINFÁTICO DIREITO

Durante o desenvolvimento, o ducto torácico, que é o maior vaso linfático do corpo, se forma a partir da junção dos sacos linfáticos direito e esquerdo. O ducto torácico drena a linfa da maior parte do corpo e a despeja no sistema venoso, próximo à junção das veias jugular interna e subclávia esquerda. Além disso, o ducto linfático direito se forma no lado direito do corpo e drena a linfa da parte superior do corpo direito.

36.3 FORMAÇÃO DOS CAPILARES LINFÁTICOS

Os capilares linfáticos são responsáveis por coletar a linfa dos tecidos e órgãos do corpo. Eles se desenvolvem a partir de pequenas invaginações nos tecidos, formando estruturas semelhantes a sacos conhecidas como capilares linfáticos iniciais. Esses capilares se unem para formar vasos linfáticos maiores.

36.4 A FORMAÇÃO DOS GÂNGLIOS LINFÁTICOS

A formação embrionária dos gânglios linfáticos está intimamente relacionada ao desenvolvimento do sistema linfático. Os gânglios linfáticos são pequenas estruturas em forma de feijão encontradas ao longo dos vasos linfáticos e desempenham um papel importante na defesa imunológica, filtrando a linfa e removendo substâncias indesejadas e células estranhas.

Durante o desenvolvimento embrionário, os gânglios linfáticos se formam a partir da proliferação e diferenciação de células endoteliais nos sacos linfáticos, que são expansões saculares dos vasos linfáticos primordiais. Esses sacos linfáticos surgem como evaginações cegas ao redor do trato gastrointestinal primitivo.

À medida que os sacos linfáticos se desenvolvem, ocorre a agregação e proliferação de células imaturas, conhecidas como precursores linfoides, formando os gânglios linfáticos. Esses precursores linfoides são originários de diferentes órgãos linfoides primários, como o timo e a medula óssea.

À medida que os precursores linfoides se acumulam nos sacos linfáticos em desenvolvimento, eles se organizam em regiões específicas, dando origem aos diferentes compartimentos dos gânglios linfáticos. Esses compartimentos incluem a região cortical, onde ocorre a proliferação de células B, e a região paracortical, onde ocorre a proliferação de células T.

Além disso, durante o desenvolvimento dos gânglios linfáticos, ocorre a colonização por células dendríticas, células foliculares e outras células imunes especializadas. Essas células desempenham papéis importantes na apresentação de antígenos e na ativação das respostas imunológicas.

Os gânglios linfáticos continuam a se desenvolver e amadurecer após o nascimento, adquirindo suas características morfológicas e funcionais distintas. A estrutura dos gânglios linfáticos consiste em uma cápsula de tecido conjuntivo que envolve o órgão e divide-o em compartimentos distintos. Esses compartimentos contêm uma rede de células imunes, vasos linfáticos e tecido linfático especializado, como folículos linfoides.

A formação embrionária dos gânglios linfáticos ocorre a partir da proliferação e diferenciação de células endoteliais nos sacos linfáticos em desenvolvimento. A colonização por células imunes especializadas, como células dendríticas e células foliculares, contribui para a maturação e função dos gânglios linfáticos. Essas estruturas desempenham um papel crucial na resposta imunológica e na manutenção da saúde geral.

CONCLUSÃO

O desenvolvimento embrionário do sistema linfático envolve a formação e diferenciação de várias estruturas, desde os vasos linfáticos primordiais até a formação dos sacos linfáticos, linfonodos, capilares linfáticos e ductos principais. O sistema linfático desempenha um papel fundamental no transporte de fluidos, na defesa imunológica e na manutenção da saúde geral. O conhecimento sobre a embriologia do sistema linfático é essencial para compreender as anomalias e disfunções associadas a esse sistema, além de fornecer uma base para o desenvolvimento de abordagens terapêuticas e diagnósticas.

CAPÍTULO 36   251

Figura 36: Desenvolvimento linfático embrionário

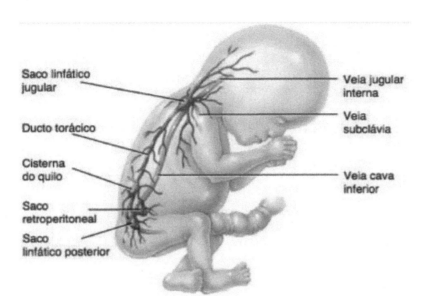

Na imagem referente ao desenvolvimento embrionário do sistema linfático destacam-se as estruturas vasculares linfáticas. Os sacos, com exceção da porção anterior que forma a cisterna do quilo, passam por um processo de invasão por células mesenquimais, transformando-se em agrupamentos de linfonodos especializados em filtragem. Além disso, o baço se origina a partir de células mesenquimais localizadas entre as camadas do mesentério dorsal do estômago, enquanto o timo se desenvolve a partir da evaginação da terceira bolsa faríngea.
(Fonte: Desenvolvimento embrionário do sistema linfático. Fonte: Adpatado de Tortora, edição 12ª de 2013. https://anatomiaefisioterapia.com/22-sistema-linfatico/)

CAPÍTULO 37
DESENVOLVIMENTO DO SISTEMA RESPIRATÓRIO

O sistema respiratório é essencial para a vida, permitindo a obtenção de oxigênio e a eliminação de dióxido de carbono. Durante o desenvolvimento embrionário, o sistema respiratório se origina como uma estrutura simples e passa por um processo complexo de diferenciação e crescimento. Neste capítulo, discutiremos as principais etapas do desenvolvimento do sistema respiratório, desde a sua formação inicial até a maturação dos pulmões.

37.1 EMBRIOGÊNESE DO SISTEMA RESPIRATÓRIO

37.1.1 Origem e Formação Inicial

O sistema respiratório tem origem a partir das estruturas embrionárias do intestino anterior e do assoalho da faringe.

Aparecimento das evaginações respiratórias, que darão origem às estruturas respiratórias primitivas.

37.1.2 Faringe Primitiva

A faringe primitiva dá origem a três divisões: faringe cranial, faringe média e faringe caudal.

A faringe média será responsável pelo desenvolvimento do sistema respiratório.

37.1.3 Desenvolvimento do Tubo Laringotraqueal

As evaginações respiratórias se expandem e formam o tubo laringotraqueal.

A extremidade cranial se diferencia em laringe, enquanto a extremidade caudal se diferencia na traqueia e brônquios principais.

37.2 DIFERENCIAÇÃO E CRESCIMENTO DO SISTEMA RESPIRATÓRIO

37.2.1 Formação dos Pulmões

Os brotos pulmonares surgem a partir do tubo laringotraqueal e se desenvolvem em brotos pulmonares primários.

Os brotos pulmonares primários se ramificam e formam os brotos pulmonares secundários, que se tornarão os brônquios lobares.

37.2.2 Desenvolvimento dos Brônquios e Bronquíolos

Os brotos pulmonares secundários se dividem em brônquios lobares, que se subdividem em bronquíolos segmentares, bronquíolos menores e bronquíolos terminais.

O processo de ramificação continua até formar os bronquíolos respiratórios, ductos alveolares e sacos alveolares.

37.2.3 Maturação dos Alvéolos

Durante o último trimestre da gestação e nos primeiros anos de vida após o nascimento, ocorre a formação dos alvéolos e o aumento da superfície respiratória.

Os pneumócitos tipo I se desenvolvem para formar a estrutura dos alvéolos, enquanto os pneumócitos tipo II secretam o surfactante pulmonar, importante para a função respiratória.

37.3 VASCULARIZAÇÃO E SUPRIMENTO SANGUÍNEO

O sistema vascular se desenvolve em paralelo com o sistema respiratório, fornecendo oxigênio e nutrientes necessários para o crescimento e maturação dos pulmões.

As artérias pulmonares e veias pulmonares se formam e estabelecem conexões com as estruturas respiratórias.

37.4 MUDANÇAS PÓS-NATAIS

Após o nascimento e a primeira respiração, ocorrem mudanças significativas no sistema respiratório.

Os pulmões se expandem, os vasos sanguíneos pulmonares se dilatam e o fluxo sanguíneo é redirecionado para a circulação pulmonar.

CONCLUSÃO

O desenvolvimento do sistema respiratório é um processo complexo e bem coordenado, essencial para a sobrevivência do indivíduo. Desde as fases iniciais de formação até a maturação dos pulmões, cada etapa desempenha um papel crucial na criação de uma estrutura funcional capaz de realizar a troca gasosa. O entendimento dessas etapas é fundamental para o diagnóstico e tratamento de distúrbios respiratórios congênitos e para promover o cuidado adequado dos pulmões em recém-nascidos e crianças.

Figura 37.1: Crescimento dos pulmões

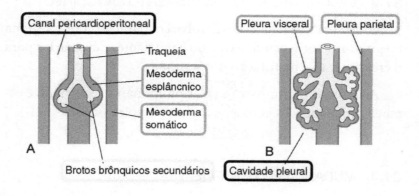

Observe o crescimento dos pulmões para o mesênquima esplâncnico e para os canais pericardioperitoneias. É interessante notar na imagem B a formação da pleura visceral e parietal. (https://embrionhands.uff.br/wp-content/uploads/sites/275/2020/07/Fig-41-scaled.jpg)

CAPÍTULO 37   257

Figura 37.2: Desenvolvimento bronquial

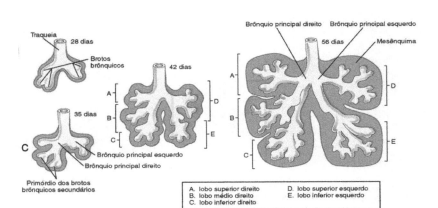

As imagens destacam os estágios sucessivos no desenvolvimento dos brotos brônquicos, dos brônquios dos pulmões, bem como a formação dos três lobos pulmonares do lado direito e dois lobos pulmonares do lado esquerdo. (https://embrionhands.uff.br/wp-content/uploads/sites/275/2020/07/Fig-41-scaled.jpg)

CAPÍTULO 38
DESENVOLVIMENTO EMBRIONÁRIO DO SISTEMA DIGESTÓRIO

O sistema digestório é essencial para a nutrição e sobrevivência do organismo. Durante o desenvolvimento embrionário, as estruturas do sistema digestório se formam a partir de camadas germinativas e passam por um processo complexo de diferenciação e crescimento. Neste capítulo, destacaremos as etapas do desenvolvimento embrionário do sistema digestório, desde a sua origem até a formação dos órgãos digestivos funcionais.

38.1 ORIGEM E FORMAÇÃO INICIAL

38.1.1 Endoderma e Mesoderma

O sistema digestório tem origem a partir das camadas germinativas do embrião, principalmente o endoderma e o mesoderma.

O endoderma dá origem à maioria das estruturas do sistema digestório, enquanto o mesoderma contribui para a formação das estruturas de suporte e vasculares.

38.1.2 Placa Pré-cordal e Notocorda

A placa pré-cordal é uma área especializada do endoderma que sinaliza o início da formação do sistema digestório.

A notocorda, uma estrutura embrionária importante, desempenha um papel na indução e orientação do desenvolvimento do tubo digestório.

Desenvolvimento do Tubo Digestório:

38.2 FORMAÇÃO DO TUBO GASTROINTESTINAL

O tubo gastrointestinal primitivo surge da invaginação do endoderma na região da placa pré-cordal.

Ele se estende ao longo do embrião e forma o tubo que dará origem ao trato digestório.

38.2.1 Divisões do Tubo Gastrointestinal

O tubo gastrointestinal se divide em três porções principais: intestino anterior, intestino médio e intestino posterior.

Essas divisões serão responsáveis pela formação de diferentes segmentos do sistema digestório.

38.2.2 Formação das Pregas e Septos

Durante o desenvolvimento, o tubo gastrointestinal se remodela e se alonga.

Formam-se pregas e septos ao longo do tubo, que se tornarão as estruturas anatômicas dos órgãos digestivos.

38.2.3 Desenvolvimento dos Órgãos Digestivos

38.2.3.1 Estômago

O estômago se desenvolve a partir da dilatação do intestino anterior.

O alongamento e a rotação resultam na formação das curvaturas maior e menor do estômago.

38.2.3.2 Intestino Delgado

O intestino delgado se forma a partir do intestino médio.

O crescimento e o enrolamento dão origem ao duodeno, jejuno e íleo.

38.2.3.3 Intestino Grosso

O intestino posterior se desenvolve para formar o intestino grosso.

Ele se diferencia em ceco, cólon ascendente, cólon transverso, cólon descendente, cólon sigmoide e reto.

38.3 DESENVOLVIMENTO DAS GLÂNDULAS ANEXAS

38.3.1 Pâncreas

O pâncreas se origina como uma evaginação do intestino anterior.

Ele se diferencia em duas partes: a porção exócrina, responsável pela produção de enzimas digestivas, e a porção endócrina, que produz hormônios como a insulina.

38.3.2 Fígado e Vesícula Biliar

O fígado e a vesícula biliar se formam a partir de brotos do intestino anterior.

O fígado desempenha um papel crucial na produção de bile, enquanto a vesícula biliar armazena e libera a bile para auxiliar na digestão de gorduras.

Vascularização do Sistema Digestório:

Durante o desenvolvimento, os vasos sanguíneos se formam e estabelecem conexões com as estruturas do sistema digestório.

O suprimento sanguíneo adequado é essencial para o funcionamento adequado do sistema digestório.

38.3.3 A formação das glândulas salivares

O desenvolvimento embrionário das glândulas salivares é um processo complexo que envolve interações precisas entre diferentes camadas germinativas e sinalização molecular. As glândulas salivares são responsáveis pela produção e secreção de saliva, desempenhando um papel importante na lubrificação e digestão dos alimentos. Neste capítulo, exploraremos em detalhes as etapas do desenvolvimento embrionário das glândulas salivares.

38.3.3.1 Origem e Formação Inicial

38.3.3.1.1 Ectoderma e Endoderma

Durante a embriogênese, as glândulas salivares têm origem a partir das camadas germinativas do embrião, principalmente o ectoderma e o endoderma.

O ectoderma, que reveste a superfície externa do embrião, é responsável pela formação do epitélio das glândulas salivares.

O endoderma, que reveste o trato digestório, está envolvido na sinalização e indução do desenvolvimento das glândulas salivares.

38.3.3.2 Formação das Glândulas Salivares

38.3.3.2.1 Brotos e Gemas Epiteliais

Durante o estágio inicial do desenvolvimento, brotos ou gemas epiteliais se formam a partir do ectoderma oral.

Esses brotos são as primordiais das futuras glândulas salivares e se localizam em diferentes regiões da cavidade oral, como o epitélio do palato e a região ventral da língua.

38.3.4 Crescimento e Ramificação

Após a formação dos brotos epiteliais, ocorre um processo de crescimento e ramificação.

Células epiteliais se proliferam e se diferenciam, formando ductos e ácinos que compõem a estrutura das glândulas salivares.

38.3.5 Diferenciação e Maturação

38.3.5.1 Desenvolvimento do Parênquima e Estroma

O parênquima das glândulas salivares se origina das células epiteliais dos brotos e gemas epiteliais.

Essas células se diferenciam em células acinares, responsáveis pela produção e secreção de saliva.

38.3.5.2 Formação dos Ductos

Os ductos das glândulas salivares se formam a partir da diferenciação das células epiteliais que revestem os brotos e gemas epiteliais.

Esses ductos são responsáveis pelo transporte da saliva produzida pelos ácinos até a cavidade oral.

38.3.5.3 Vascularização e Inervação

Durante o desenvolvimento, as glândulas salivares estabelecem conexões com os sistemas vascular e nervoso.

A vascularização adequada é essencial para fornecer oxigênio e nutrientes às células das glândulas salivares, enquanto a inervação é importante para a regulação da produção de saliva.

38.3.5.4 Maturação Pós-Natal

Após o nascimento, as glândulas salivares continuam a se desenvolver e maturar.

A produção e composição da saliva podem variar ao longo da infância e da vida adulta, acompanhando as necessidades fisiológicas do organismo.

O desenvolvimento embrionário das glândulas salivares é um processo complexo que envolve interações entre diferentes camadas germinativas, sinalização molecular e diferenciação celular. O entendimento dessas etapas de desenvolvimento é fundamental para compreender as malformações congênitas e os distúrbios das glândulas salivares, além de auxiliar no diagnóstico e tratamento adequado dessas condições.

38.4 A FORMAÇÃO DO ESÔFAGO E DO ESTÔMAGO

A formação embrionária do esôfago e do estômago é um processo complexo que envolve a interação de diferentes camadas germinativas e sinalização molecular. Esses órgãos são parte fundamental do sistema digestório, responsáveis pelo transporte e digestão dos alimentos. Neste capítulo, exploraremos em detalhes as etapas do desenvolvimento embrionário do esôfago e do estômago.

38.4.1 Origem e Formação Inicial

38.4.1.1 *Endoderma e Mesoderma*

O esôfago e o estômago têm origem a partir das camadas germinativas do embrião, principalmente o endoderma e o mesoderma.

O endoderma é responsável pela formação do revestimento interno do trato digestório, incluindo o epitélio do esôfago e do estômago.

O mesoderma contribui para a formação das estruturas de suporte e vasculares desses órgãos.

38.4.1.2 Desenvolvimento do Esôfago

38.4.1.2.1 Formação do Tubo Gastrointestinal Primitivo

Durante o desenvolvimento embrionário, o tubo gastrointestinal primitivo se forma a partir da invaginação do endoderma na região da placa pré-cordal.

O tubo gastrointestinal se estende ao longo do embrião e dá origem ao trato digestório, incluindo o esôfago.

38.4.1.2.2 Separação do Esôfago

À medida que o tubo gastrointestinal se alonga e se diferencia, ocorre a separação do esôfago em relação ao resto do trato gastrointestinal.

A sinalização molecular desempenha um papel crucial nesse processo, envolvendo fatores como o gene Sonic hedgehog (Shh).

38.4.2 Desenvolvimento do Estômago

38.4.2.1 Crescimento e Rotação

Após a separação do esôfago, o tubo gastrointestinal continua a se desenvolver, formando o estômago.

O estômago cresce e se expande, passando por uma rotação que posiciona corretamente suas curvaturas maior e menor.

38.4.2.2 Diferenciação em Regiões Anatômicas

À medida que o estômago se desenvolve, ele se diferencia em diferentes regiões anatômicas.

As áreas proximais do estômago se tornam o fundo e o corpo, enquanto a região distal forma o antro gástrico e o piloro.

38.5 DESENVOLVIMENTO VASCULAR E INERVAÇÃO

Durante o desenvolvimento, o esôfago e o estômago estabelecem conexões com os sistemas vascular e nervoso.

Os vasos sanguíneos fornecem oxigênio e nutrientes necessários para o crescimento e funcionamento adequado desses órgãos.

A inervação correta é importante para a regulação do peristaltismo e do funcionamento do esfíncter esofágico inferior.

38.6 MATURAÇÃO PÓS-NATAL

Após o nascimento, o esôfago e o estômago continuam a se desenvolver e amadurecer.

O revestimento epitelial se especializa, permitindo a secreção de enzimas digestivas no estômago e o transporte adequado dos alimentos pelo esôfago.

A formação embrionária do esôfago e do estômago envolve uma série de eventos coordenados que ocorrem durante o desenvolvimento embrionário. O conhecimento dessas etapas é essencial para entender as malformações congênitas e os distúrbios relacionados a esses órgãos, auxiliando no diagnóstico e tratamento adequado. Além disso, o estudo do desenvolvimento do esôfago e do estômago contribui para a compreensão geral da embriologia do sistema digestório e seu funcionamento posterior na vida pós-natal.

38.7 A FORMAÇÃO DOS INTESTINOS

Durante o desenvolvimento embrionário, a formação dos intestinos delgado e grosso ocorre em etapas distintas, seguindo um processo complexo e altamente coordenado. Vamos explorar as principais etapas desse desenvolvimento.

No início do desenvolvimento embrionário, uma estrutura chamada disco embrionário trilaminar é formada. Esse disco é composto por três camadas germinativas: o ectoderma, o mesoderma e o endoderma. A camada endodérmica é a que dará origem ao revestimento interno dos órgãos do sistema digestivo, incluindo os intestinos.

Por volta da terceira semana de desenvolvimento, ocorre uma dobra no disco embrionário trilaminar, formando uma estrutura em forma de "C" chamada de intestino primitivo. O intestino primitivo é composto por três partes: intestino anterior, intestino médio e intestino posterior. A partir dessas porções, o intestino delgado e o intestino grosso serão formados.

Durante a quarta semana de desenvolvimento, o intestino primitivo cresce e se alonga rapidamente. A região do intestino médio se desenvolve mais rapidamente que as outras partes, e é nessa porção que o intestino delgado será formado. À medida que o intestino médio se alonga, ocorre uma rotação de 270 graus no sentido anti-horário. Essa rotação é essencial para a correta posicionamento do intestino delgado e grosso no abdômen.

Conforme o intestino médio continua a se alongar e a se desenvolver, uma estrutura chamada alça intestinal se forma.

Essa alça cresce em direção ao cordão umbilical e posteriormente retorna ao abdômen. Durante esse processo, a alça se dobra várias vezes, o que contribui para a formação das diferentes partes do intestino delgado.

A primeira parte do intestino delgado a se formar é o duodeno, que surge próximo ao estômago. O duodeno é seguido pelo jejuno e pelo íleo. O jejuno e o íleo se desenvolvem a partir das dobras e alongamentos da alça intestinal. Ao final do desenvolvimento embrionário, o intestino delgado assume sua estrutura final, caracterizada por uma série de pregas e vilosidades que aumentam sua superfície de absorção.

Enquanto isso, a porção posterior do intestino primitivo se desenvolve para formar o intestino grosso. Essa porção sofre um processo de dilatação, resultando na formação do ceco, do cólon ascendente, do cólon transverso, do cólon descendente e do cólon sigmoide. Por fim, o intestino grosso se conecta ao intestino delgado através de uma estrutura chamada ângulo de Treitz.

É importante ressaltar que qualquer alteração no desenvolvimento embrionário dessas estruturas pode resultar em malformações congênitas dos intestinos, como a doença de Hirschsprung, na qual ocorre a ausência de células nervosas no trato gastrointestinal.

A formação embrionária dos intestinos delgado e grosso é um processo complexo que envolve o crescimento, alongamento, rotação e dobras das estruturas do intestino primitivo. Essas etapas são essenciais para a correta formação e posicionamento dos intestinos, permitindo seu funcionamento adequado após o nascimento.

38.8 A FORMAÇÃO DO FÍGADO E DO PÂNCREAS

Durante o desenvolvimento embrionário, o fígado e o pâncreas são órgãos fundamentais que desempenham papéis importantes no sistema digestivo e endócrino. Vamos explorar o desenvolvimento desses órgãos de forma separada.

38.8.1 O Fígado

No início do desenvolvimento embrionário, uma estrutura chamada septo transverso se forma. O septo transverso é composto por tecido mesenquimal e serve como base para o desenvolvimento do fígado. No septo transverso, células endodérmicas da camada germinativa se proliferam e migram para formar um broto hepático.

Esse broto hepático cresce e se divide em duas estruturas principais: o lobo hepático direito e o lobo hepático esquerdo. Conforme o fígado continua a se desenvolver, células endodérmicas adicionais se incorporam a esses lobos, promovendo seu crescimento. Durante esse processo, os ductos biliares também começam a se formar.

À medida que o fígado cresce, ele assume uma forma característica e suas células começam a produzir bile. O fígado está conectado ao intestino através do ducto biliar comum, que permite o fluxo da bile para o sistema digestivo. No final do desenvolvimento embrionário, o fígado se torna um órgão essencial para o metabolismo, a síntese de proteínas e a desintoxicação.

38.8.2 O Pâncreas

O pâncreas também tem origem na camada endodérmica do disco embrionário trilaminar. Durante a quarta semana de desenvolvimento, dois brotos pancreáticos surgem a partir do intestino médio, próximo ao duodeno. Esses brotos são conhecidos como broto pancreático dorsal e broto pancreático ventral.

O broto pancreático dorsal se desenvolve e cresce em direção ao posterior do intestino médio. Por outro lado, o broto pancreático ventral se move para frente e se funde com o broto pancreático dorsal. Essa fusão resulta na formação do pâncreas embrionário.

À medida que o pâncreas se desenvolve, ele se divide em três partes principais: a cabeça, o corpo e a cauda. A cabeça do pâncreas se conecta ao duodeno através do ducto pancreático principal, que permite a liberação de enzimas digestivas no sistema digestivo.

Ao longo do desenvolvimento, as células do pâncreas começam a se diferenciar em diferentes tipos celulares, incluindo células exócrinas, que produzem enzimas digestivas, e células endócrinas, que secretam hormônios, como a insulina e o glucagon.

É importante destacar que o desenvolvimento do fígado e do pâncreas é um processo complexo e altamente coordenado, envolvendo a interação de diferentes fatores de sinalização e a expressão de genes específicos. Qualquer interrupção nesse processo pode levar a malformações ou disfunções nos órgãos, afetando sua função normal após o nascimento.

O fígado e o pâncreas se desenvolvem a partir de brotos específicos que surgem durante o desenvolvimento embrionário. Esses órgãos desempenham funções cruciais no sistema digestivo e endócrino, contribuindo para o metabolismo, a digestão e a regulação hormonal do organismo.

38.9 A FORMAÇÃO EMBRIONÁRIA DOS LIGAMENTOS MESENTÉRIOS DO SISTEMA DIGESTÓRIO

Durante o desenvolvimento embrionário, os ligamentos mesentéricos são formados como parte do sistema de suporte e fixação dos órgãos do sistema digestório. Esses ligamentos desempenham um papel importante na manutenção da posição correta dos órgãos e no fornecimento de suprimento sanguíneo e nervoso.

Os ligamentos mesentéricos são formados a partir do mesentério, uma estrutura embrionária composta por tecido conjuntivo que liga as vísceras abdominais à parede posterior do abdômen. O mesentério se origina a partir do mesoderma, uma das camadas germinativas do embrião.

No início do desenvolvimento, o mesentério é uma estrutura ampla e contínua que envolve os órgãos do sistema digestório em desenvolvimento. Conforme o desenvolvimento prossegue, ocorrem mudanças estruturais que levam à formação dos ligamentos mesentéricos individuais.

O mesentério se divide em diferentes partes e se organiza em ligamentos específicos que conectam órgãos específicos à parede posterior do abdômen. Alguns exemplos de ligamentos mesentéricos são:

Ligamento falciforme: É formado a partir da parte ventral do mesentério e conecta o fígado à parede anterior do abdômen. Ele separa os lobos hepáticos direito e esquerdo.

Ligamento gastro-hepático: Também conhecido como ligamento de Lesser, conecta o fígado ao estômago. Ele se forma a partir da porção do mesentério que envolve o pedículo hepático.

Ligamento hepatoduodenal: É formado pela parte cranial do mesentério e conecta o fígado ao duodeno. Ele contém o pedículo hepático, que consiste nos vasos sanguíneos e ductos biliares que entram e saem do fígado.

Ligamento esplênico: É formado pela porção dorsal do mesentério e conecta o baço ao estômago. Ele também contém vasos sanguíneos e nervos que suprem o baço.

Esses são apenas alguns exemplos dos ligamentos mesentéricos que se formam durante o desenvolvimento embrionário. Cada ligamento desempenha um papel específico na fixação e sustentação dos órgãos abdominais, além de facilitar o fornecimento de sangue, nutrientes e nervos necessários para o seu funcionamento adequado.

É importante ressaltar que qualquer anormalidade na formação dos ligamentos mesentéricos pode levar a malformações ou deslocamento dos órgãos, o que pode resultar em complicações digestivas ou circulatórias.

Os ligamentos mesentéricos são formados a partir do mesentério durante o desenvolvimento embrionário. Eles desempenham um papel essencial na fixação e suporte dos órgãos abdominais, contribuindo para seu posicionamento correto e fornecimento adequado de sangue e nervos.

CONCLUSÃO

O desenvolvimento embrionário do sistema digestório é um processo complexo que envolve interações precisas entre diferentes camadas germinativas e sinalização molecular. A formação e diferenciação adequadas do tubo gastrointestinal e dos órgãos digestivos são essenciais para o funcionamento correto do sistema digestório após o nascimento. O conhecimento sobre esse processo de desenvolvimento é crucial para entender as malformações congênitas e os distúrbios do sistema digestório, além de auxiliar no diagnóstico e tratamento adequado dessas condições.

Figura 38.1: Subdivisões básicas do tubo intestinal durante a 4ª. e 5ª. semanas da embriogênese

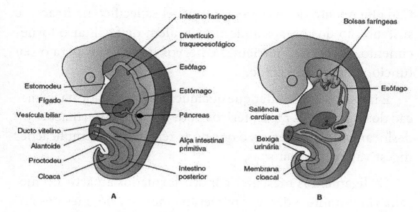

Observa-se a formação do intestino e dos seus derivados provenientes da camada germinativa endodérmica. Em (A) a representação é de um embrião com 4 semanas e em (B) de um embrião com 5 semanas. (https://embrionhands.uff.br/2019/08/25/sistema-digestorio-tubo-digestorio/)

Figura 38.2: Rotação do estômago

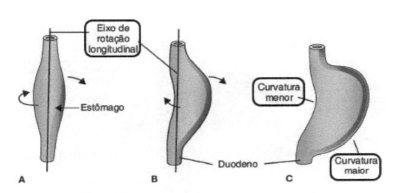

Nas imagens A e B observa-se a rotação do estômago no eixo longitudinal. Em C destacam-se as curvaturas menor e maior do estômago. (https://embrionhands.uff.br/2019/08/25/sistema-digestorio-tubo-digestorio/)

Figura 38.3: Progressão do desenvolvimento estomacal

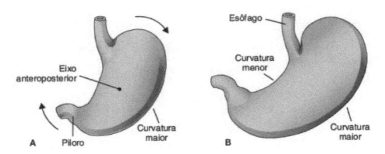

Na imagem destaca-se a rotação do estômago no eixo anteroposterior, bem como a mudança da posição do piloro e da cárdia. (https://embrionhands.uff.br/2019/08/25/sistema-digestorio-tubo-digestorio/)

Figura 38.4: Subdivisões definitivas do tubo intestinal

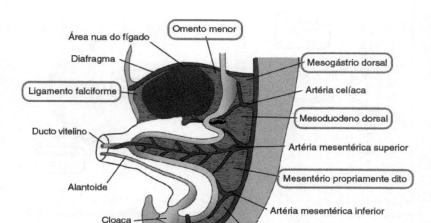

Dentro da cavidade abdominal, o intestino é definitivamente dividido em intestino anterior, intestino médio e intestino posterior com base no suprimento arterial, os derivados do intestino anterior no abdome são supridos por ramos da artéria celíaca; os derivados do intestino médio são supridos por ramos da artéria mesentérica superior e os derivados do intestino posterior são supridos por ramos da artéria mesentérica inferior. Na imagem observam-se a área nua do fígado, o diafragma, o ligamento falciforme, o duto vitelino, o alantoide, a cloaca, a artéria umbilical, o mesocolon dorsal, a artéria mesentérica inferior, o mesentério propriamente dito, a artéria mesentérica superior, o mesoduodeno dorsal, a artéria celíaca, o mesogástrio dorsal, omento menor. (https://embrionhands.uff.br/2019/08/25/sistema-digestorio-tubo-digestorio/)

Figura 38.5.1: Herniação, rotação e retorno do intestino médio.

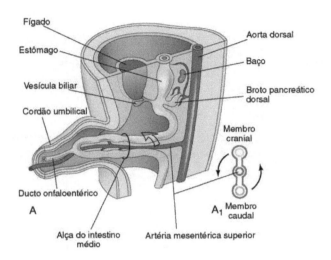

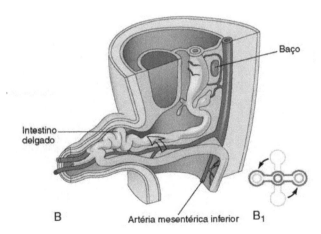

Na figura em (A) e em (B) observa-se a relação inicial dos membros da alça intestinal com a artéria.

Figura 38.5.2: Herniação, rotação e retorno do intestino médio.

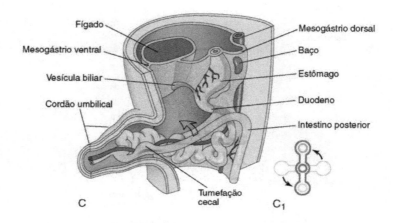

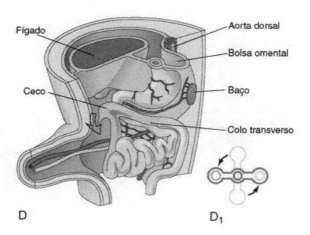

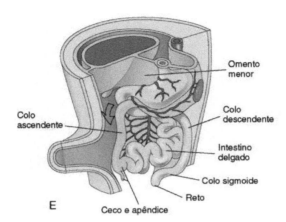

Em (C), observa-se um embrião de 10 semanas, onde há o retorno dos intestinos para o abdome, com uma rotação de 90° adicional. Em (D) em torno da 11ª semana é visível a localização das vísceras após a retração do intestino, sendo que em (D1) há mais uma rotação de 90° das vísceras, totalizando 270°. Em (E), no período fetal, observa-se o ceco rotacionando para a sua posição normal, na porção inferior do quadrante direito do abdome. (https://embrionhands.uff.br/2019/08/25/sistema-digestorio-tubo-digestorio/)

CAPÍTULO 39
DESENVOLVIMENTO EMBRIONÁRIO DO SISTEMA URINÁRIO

Durante o desenvolvimento embrionário, ocorrem uma série de eventos complexos que levam à formação de todos os sistemas e órgãos do corpo humano. O sistema urinário, composto pelos rins, ureteres, bexiga e uretra, desempenha um papel vital na excreção de resíduos metabólicos e na regulação do equilíbrio de fluidos do corpo. Neste capítulo, discutiremos em detalhes o desenvolvimento embrionário do sistema urinário, destacando os principais estágios e processos envolvidos.

39.1 INDUÇÃO DO SISTEMA URINÁRIO

O desenvolvimento do sistema urinário começa no início da embriogênese, quando ocorre a formação das três camadas germinativas primárias: ectoderma, mesoderma e endoderma. O mesoderma desempenha um papel fundamental na indução e desenvolvimento do sistema urinário. No início da quarta semana do desenvolvimento embrionário, a mesoderma intermediária se diferencia e forma a estrutura conhecida como mesoderma intermediário ou mesoderma nefrógeno.

39.2 FORMAÇÃO DOS RINS PRONEFRÓTICOS

No início do desenvolvimento, o mesoderma nefrógeno se divide em uma série de segmentos chamados somitos. Os somitos dão origem aos rins pronefróticos, que são estruturas temporárias e precursoras dos rins permanentes. Cada somito se divide em três partes: a porção anterior, média e posterior. Os rins pronefróticos se desenvolvem a partir da porção anterior de cada somito.

No estágio inicial do desenvolvimento, os rins pronefróticos consistem em pequenos aglomerados celulares chamados néfrons pronefróticos. Esses néfrons consistem em um tufo glomerular e um tubo pronefrótico. O tubo pronefrótico se estende posteriormente e se conecta ao ducto pronefrótico. Esses rins pronefróticos são funcionais durante um curto período e depois degeneram.

39.3 FORMAÇÃO DOS RINS MESONÉFRICOS

Enquanto os rins pronefróticos estão degenerando, os rins mesonéfricos começam a se desenvolver. Eles surgem de segmentos específicos do mesoderma intermediário chamados mesonefromas. Os mesonefromas se tornam dilatados em suas extremidades e formam as chamadas vesículas mesonéfricas. Cada vesícula mesonéfrica está ligada a um tubo mesonéfrico.

Conforme o desenvolvimento prossegue, o número de vesículas mesonéfricas e tubos mesonéfricos aumenta, seguindo um padrão craniocaudal. Cada vesícula mesonéfrica forma um tufo glomerular, semelhante aos rins pronefróticos, e se conecta ao tubo mesonéfrico. Os tubos mesonéfricos se fundem no ducto mesonéfrico, que se torna o ducto mesonéfrico definitivo ou ducto de Wolff.

39.4 FORMAÇÃO DOS RINS METANÉFRICOS

Enquanto os rins mesonéfricos estão se desenvolvendo, surge um novo conjunto de estruturas chamadas metanefros. Os metanefros se originam a partir do mesoderma intermediário posterior, abaixo dos mesonefromas. Eles começam a se desenvolver no final da quarta semana e se tornam os rins permanentes.

Os metanefros se dividem em duas partes principais: uma porção cranial chamada metanefro anterior e uma porção caudal chamada metanefro posterior. O metanefro anterior forma o nefroblastema, uma massa de células indiferenciadas que dá origem a néfrons funcionais. O metanefro posterior se desenvolve para formar o sistema coletor, incluindo o cálice renal, pelve renal, ureter e bexiga.

Os néfrons do metanefro anterior desenvolvem os glomérulos, os túbulos proximais, os túbulos distais e a alça de Henle. Conforme o desenvolvimento prossegue, os néfrons se conectam aos tubos coletores derivados do metanefro posterior. Esses tubos coletores se expandem para formar o sistema de drenagem urinária, incluindo a pelve renal, ureter, bexiga e uretra.

CONCLUSÃO

O desenvolvimento embrionário do sistema urinário envolve uma série de estágios e processos intricados que levam à formação dos rins e do sistema de drenagem urinária. Começando com os rins pronefróticos, passando pelos rins mesonéfricos e finalmente chegando aos rins metanéfricos, o sistema urinário se desenvolve para se tornar funcional antes do nascimento. O entendimento desses processos é fundamental para compreender as anomalias congênitas do sistema urinário e para o desenvolvimento de abordagens terapêuticas adequadas.

Figura 39.1: Desenvolvimento do pronefro e mesonefro

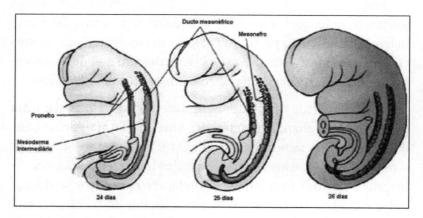

Na imagem observa-se a ilustração do desenvolvimento do pronefro e mesonefro em embriões de 24, 25 e 26 dias. (https://www.famema.br/ensino/embriologia/sistemaurinario.php)

Figura 39.2: Broto ureteral

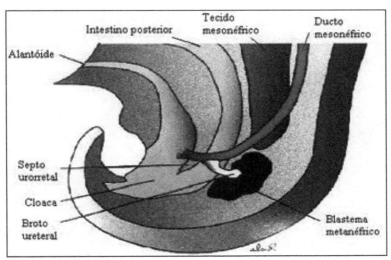

Na imagem são ilustrados o broto ureteral e o blastema metanéfrico. O desenvolvimento das estruturas envolve um processo de indução recíproca, dependente do ácido retinoico O padrão craniocaudal estabelece uma região "renógena" dentro do mesoderma intermediário na cauda do embrião – esse mesoderma renógeno é o blastema metanéfrico, o qual secreta fatores de crescimento que induzem o crescimento do botão uretérico a partir da porção caudal do ducto mesonéfrico. O botão uretérico prolifera e responde secretando fatores de crescimento que estimulam a proliferação e, em seguida, a diferenciação do blastema metanéfrico em glomérulos e túbulos renais (ou seja, induz o blastema a passar pela transição mesenquimal para epitelial). Perturbações em qualquer aspecto desses eventos indutores (por exemplo, mutações de fatores metanéfricos ou uretéricos ou interrupção da sinalização do ácido retinoico) podem causar inibição do crescimento do broto ureteral e hipoplasia ou agenesia renal. Por outro lado, pode ocorrer duplicação ou superproliferação de estruturas se houver ganho de função dos fatores indutivos. (https://embryology.oit.duke.edu/urogenital/urogenital.html). Na imagem destacam-se a cloaca, o broto uretérico, o septo urorretal, alantoide, intestino posterior, tecido mesonéfrico, ducto mesonéfrico, o broto uretérico e o blastema metanéfrico. (**https://www.famema.br/ensino/embriologia/sistemaurinario.php**)

Figura 39.3: Sistemas néfricos

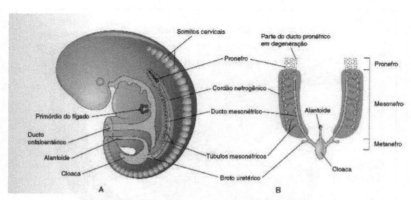

Observam-se os sistemas néfricos durante a 5ª semana, em (A) em uma vista lateral e em (B) uma vista ventral. Pode-se notar que os túbulos mesonéfricos foram tracionados lateralmente, uma vez que a posição normal é demonstrada em (A). (https://professor.ufrgs.br/simonemarcuzzo/files/desenvolvimento_urinario.pdf)

Figura 39.4: Desenvolvimento do mesonefro

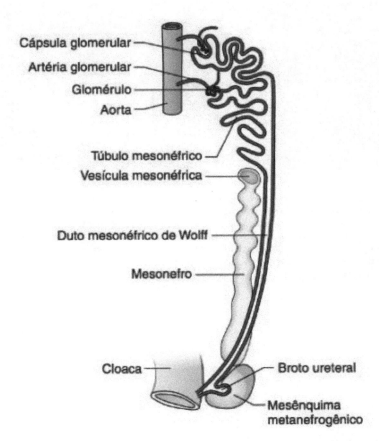

Em relação à imagem, pode-se considerar que o mesonefro ou corpo de Wolff diferencia-se a partir da quarta semana do desenvolvimento, a partir dos agrupamentos celulares mais caudais do cordão nefrogênico. Nestes agrupamentos celulares, aparecem cavidades que os transformam em vesículas mesonéfricas. Na sequência alongam-se e transformam-se em túbulos mesonéfricos, em forma de "S". Ao crescer, comunicam-se lateralmente com o vestígio do duto pronéfrico, chamado, a partir de agora, duto mesonéfrico (ou duto de Wolff), que desemboca nas paredes laterais da cloaca. (https://professor.ufrgs.br/simonemarcuzzo/files/desenvolvimento_urinario.pdf)

Figura 39.5: Doença renal policística

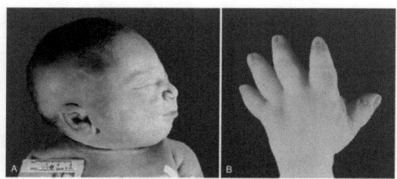

Uma característica da agenesia renal, hipoplasia ou disfunção *in utero* é o oligoidrâmnio (baixo volume de líquido amniótico), uma vez que o líquido amniótico é produzido pelos rins. A redução do volume de líquido amniótico causa aumento da pressão sobre o feto em desenvolvimento, resultando em testa inclinada, nariz em "bico de papagaio", dedos encurtados e hipoplasia de órgãos internos, particularmente intestino e pulmões. Coletivamente, essa sequência de anomalias é conhecida como sequência de Potter. (https://embryology.oit.duke.edu/urogenital/urogenital.html).

Figura 39.6: Desenvolvimento do rim permanente

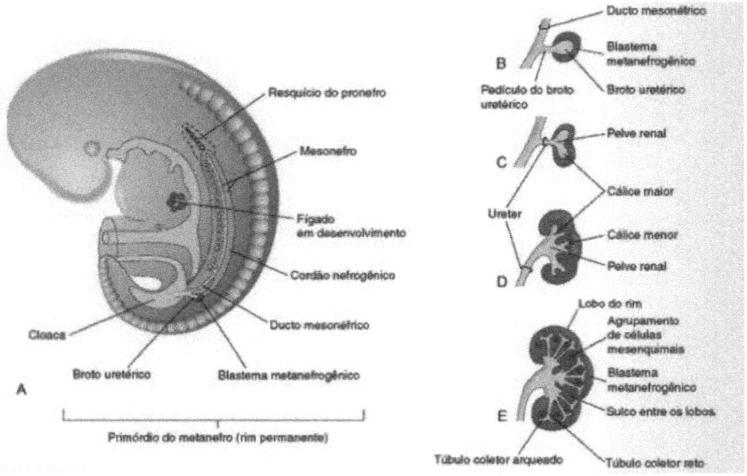

Em (A) pode-se destacar a vista lateral referente a um embrião de 5 semanas, onde observa-se broto uretérico e o primórdio do metanefro. De (B) à (E), são ilustrados os estágios sucessivos do desenvolvimento do broto uretérico da 5ª à 8ª semana. Portanto, observa-se o desenvolvimento do rim, destacando o ureter, a pelve renal, os cálices e os túbulos coletores. (https://professor.ufrgs.br/simonemarcuzzo/files/desenvolvimento_urinario.pdf).

Figura 39.7: Desenvolvimentos dos néfrons

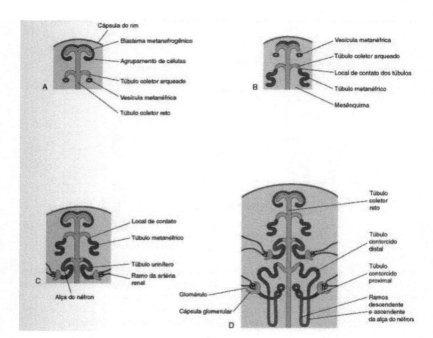

A nefrogênese inicia-se aproximadamente em torno da 8ª semana. Em (B) e (C), observam-se os túbulos mesonéfricos e os primórdios dos néfrons, conectando-se com os túbulos coletores formando os túbulos uriníferos. Em (D), é possível notar que os néfrons são derivados do blastema metanefrogênico e s túbulos coletores são derivados do broto uretérico. (https://professor.ufrgs.br/simonemarcuzzo/files/desenvolvimento_urinario.pdf)

CAPÍTULO 40
DESENVOLVIMENTO EMBRIONÁRIO DAS GÔNADAS

As gônadas são órgãos responsáveis pela produção de células germinativas (gametas) e pela secreção de hormônios sexuais. Durante o desenvolvimento embrionário, ocorrem uma série de eventos complexos que levam à formação das gônadas. Neste capítulo, discutiremos em detalhes o desenvolvimento embrionário das gônadas, destacando os principais estágios e processos envolvidos.

40.1 INDUÇÃO DAS GÔNADAS

O desenvolvimento das gônadas inicia-se no embrião indiferenciado, onde todas as células possuem potencial de se tornarem células germinativas ou somáticas. O processo de determinação sexual, que resulta na formação das gônadas masculinas (testículos) ou femininas (ovários), é influenciado por fatores genéticos e hormonais.

Durante as primeiras semanas do desenvolvimento, a região do embrião chamada crista gonadal se forma ao longo da parede dorsal do corpo. A crista gonadal é composta por células germinativas primordiais (CGPs) migratórias, que se originam do epiblasto durante a gastrulação. Essas CGPs migram ao longo do intestino primitivo, alcançando a crista gonadal e se infiltrando no mesênquima subjacente.

40.2 DESENVOLVIMENTO DAS GÔNADAS MASCULINAS

No embrião masculino, as CGPs se diferenciam para formar as células de Sertoli, que são fundamentais para a formação dos testículos. Sob a influência de genes específicos no cromossomo Y, como o gene SRY, as células de Sertoli promovem o desenvolvimento masculino. Elas secretam fatores de crescimento e hormônios que induzem a diferenciação dos cordões testiculares.

Os cordões testiculares se formam através do crescimento e enrolamento dos túbulos seminíferos no interior das gônadas embrionárias. Esses túbulos seminíferos são compostos por células germinativas, que se tornarão os espermatogônios, e pelas células de Sertoli, que fornecem suporte nutricional e hormonal para as células germinativas.

Paralelamente, as células intersticiais, conhecidas como células de Leydig, se desenvolvem a partir do mesênquima estromal do cordão testicular. As células de Leydig produzem hormônios sexuais masculinos, como a testosterona, que são essenciais para o desenvolvimento dos órgãos sexuais masculinos externos e internos.

40.3 DESENVOLVIMENTO DAS GÔNADAS FEMININAS

No embrião feminino, as CGPs se diferenciam em ovogônias, que darão origem aos ovócitos primários. À medida que as ovogônias se multiplicam, elas se organizam em aglomerados chamados folículos primordiais. Os folículos primordiais consistem em uma ovogônia envolta por células foliculares.

Durante o desenvolvimento, alguns folículos primordiais crescem e se desenvolvem em folículos primários, nos quais o ovócito primário fica envolto por uma única camada de células granulosas. Esses folículos primários continuam a se desenvolver, formando folículos secundários e posteriormente folículos antrais, nos quais uma cavidade antral se forma dentro do grupo de células foliculares.

No entanto, é importante ressaltar que a diferenciação completa das gônadas femininas depende de um equilíbrio hormonal adequado, principalmente da ausência de hormônios masculinizantes.

CONCLUSÃO

O desenvolvimento embrionário das gônadas é um processo complexo e altamente regulado, que envolve a determinação do sexo e a diferenciação em testículos ou ovários. Sob a influência de fatores genéticos e hormonais, as células germinativas se diferenciam e interagem com as células somáticas para formar as gônadas maduras. O entendimento desses processos é essencial para compreender as anomalias do desenvolvimento sexual e para a compreensão mais ampla da biologia reprodutiva humana.

Figura 40.1: Desenvolvimento dos sistemas reprodutores

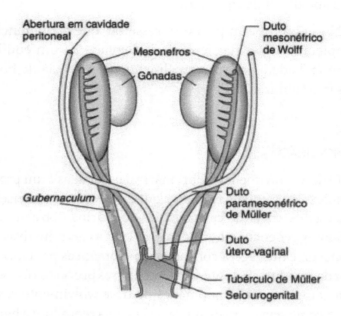

As gônadas surgem do mesoderma intermediário dentro das cristas urogenitais do embrião. Os ductos genitais originam-se dos ductos mesonéfricos e paramesonéfricos pareados. Os ductos mesonéfricos dão origem aos ductos genitais masculinos. Os ductos paramesonéfricos dão origem aos ductos genitais femininos. As gônadas e tratos reprodutivos são indiferentes até 7 semanas de desenvolvimento; diferenciação é amplamente influenciada pela presença ou ausência ou SRY (no cromossomo Y). Se SRY+, o desenvolvimento prossegue ao longo do caminho masculino. Se SRY-, o desenvolvimento prossegue ao longo do caminho feminino. Na imagem superior observam-se os ovários e os testículos, o ducto mesonéfrico (wolff) e o ducto paramesonéfrico (Müller), o tubérculo mülleriano e o seio urogenital. Na imagem abaixo para o sexo masculino observam-se o testículo, os ductos eferentes, o ducto epididimal, o ducto deferente e o utrículo prostático. (https://professor.ufrgs.br/simonemarcuzzo/files/urogenital.pdf).

Figura 40.2: Derivados do trato urogenital masculino

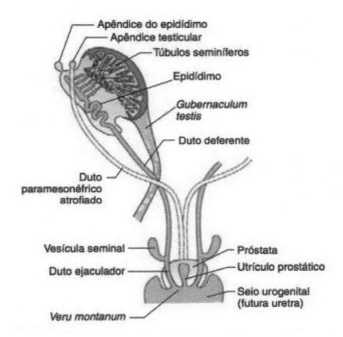

Do broto ureteral origina-se o ureter, dos ductos mesonéfricos originam-se a rete testis, os ductos eferentes, o epidídimo, o canal deferente, a vesícula seminal e o trígono da bexiga. Do seio urogenital origina-se a bexiga (exceto trígono), a próstata, a glândula bulbouretral e a uretra. Na imagem observam-se o ducto paramesonéfrico, o ducto mesonéfrico, os túbulos paragenitais, os cordões testiculares, os túbulos epigenitis, a rede testicular e a túnica albugínea, o paradídimo, o epidídimo, os túbulos eferentes, a rede testicular, os cordões testiculares, o apêndice epididimal, o ducto deferente, a vesícula seminal e o utrículo prostático. (https://professor.ufrgs.br/simonemarcuzzo/files/urogenital.pdf)

Figura 40.3: Derivados do trato urogenital feminino

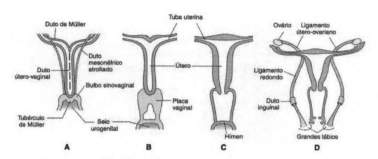

Do broto ureteral origina-se o ureter, dos ductos mesonéfricos origina-se o trígono da bexiga, dos ductos paramesonéfricos originam-se o oviduto, o útero, 1/3 superior da vagina e do seio urogenital originam-se a bexiga (exceto trígono), a glândula bulbouretral, a uretra e 2/3 inferiores da vagina. Na imagem observam-se o seio urogenital, o tubérculo mülleriano (placa uterovaginal), o ducto mesonéfrico, os túbulos mesonéfricos, o ovário, o ducto paranesonéfrico, a vagina, o cisto de Gartner, o ducto de Gartner, o útero, o ligamento redondo do útero, a tuba uterina, a hidátide de Mogagni, epoóforo, o apêndice do ovário, o ligamento suspensivo do ovário, o paraóforo e o ligamento redondo do ovário. Em relação ao desenvolvimento dos dutos no sistema genital feminino, em (A), nove semanas, em (B) doze semanas, em (C) vinte semanas e em (D) recém-nascida. (https://professor.ufrgs.br/simonemarcuzzo/files/urogenital.pdf)

Figura 40.4: Formação da genitália externa

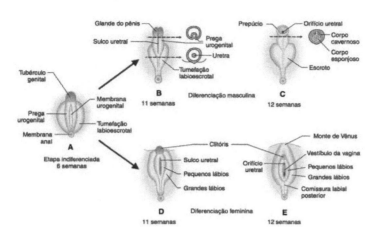

A proliferação de mesoderma e ectoderma ao redor da membrana cloacal produz tecidos primordiais da genitália externa em ambos os sexos: o tubérculo genital, dobras genitais e inchaços genitais. Os primórdios são indistinguíveis até cerca da 12ª semana. Na figura, inicialmente com seis semanas observam-se o tubérculo genital, a pega genital, o seio urogenital, a intumescência genital e o ânus. Com onze semanas, observamos o falo, a prega genital, o seio urogenital, a intumescência genital e o ânus. Para a sequência masculina com doze semanas destacam-se a glande peniana, o sulco uretral, a parede do sulco uretral, o escroto e a rafe escrotal. No feto tardio, destacam-se a glande peniana, a rafe uretral, o escroto e a rafe escrotal. Na sequência feminina, com doze semanas, observam-se o clitóris, o lábio maior, o lábio menor, o orifício uretral, o orifício vaginal e o ânus. No feto tardio destacam-se o clitóris, o lábio maior, o lábio menor, o orifício uretral, o vestíbulo, a vagina coberta pelo hímen e o ânus. (https://professor.ufrgs.br/simonemarcuzzo/files/urogenital.pdf)

CAPÍTULO 41
DESENVOLVIMENTO EMBRIONÁRIO DO SISTEMA SENSORIAL

O sistema sensorial é responsável pela percepção do ambiente externo e interno, permitindo aos seres humanos e outros organismos interagirem com o mundo ao seu redor. Durante o desenvolvimento embrionário, ocorrem uma série de eventos complexos que levam à formação dos órgãos sensoriais e ao estabelecimento das vias neurais associadas. Neste capítulo, detalharemos o desenvolvimento embrionário do sistema sensorial, destacando os principais estágios e processos envolvidos.

41.1 DESENVOLVIMENTO DO SISTEMA VISUAL

O desenvolvimento do sistema visual começa no início da embriogênese, quando ocorre a formação da placoides neurais. A placoides neurais é uma estrutura especializada que surge no ectoderma cranial e dá origem a diversos tecidos sensoriais, incluindo o tecido ocular.

A partir do placoides neurais, forma-se uma depressão chamada fossa óptica. A fossa óptica sofre invaginação e se transforma em uma estrutura oca chamada vesícula óptica. A vesícula óptica se divide em duas camadas distintas: a camada externa, que se tornará a retina, e a camada interna, que se transformará no epitélio pigmentado da retina.

Conforme o desenvolvimento prossegue, a vesícula óptica se aprofunda ainda mais para formar o copo óptico. O copo óptico é uma estrutura em forma de taça que dá origem a estruturas do globo ocular, como a íris, a coroide e a esclera. A abertura do copo óptico se fecha e forma a fenda óptica.

A partir da retina em desenvolvimento, células ganglionares se diferenciam e projetam axônios em direção ao cérebro, formando o nervo óptico. Esses axônios se estendem até o núcleo geniculado lateral no tálamo, onde ocorre a transmissão das informações visuais para áreas corticais específicas.

41.2 DESENVOLVIMENTO DO SISTEMA AUDITIVO

O sistema auditivo se desenvolve a partir das placoides óticos, que são estruturas especializadas que surgem no ectoderma cranial. As placoides óticos se desenvolvem em depressões chamadas fossas óticas, que se aprofundam e formam as vesículas óticas.

As vesículas óticas se dividem em três partes distintas: a utrículo, o sáculo e o canal semicircular. Essas estruturas são responsáveis pela detecção do movimento e pela manutenção do equilíbrio. A partir da vesícula ótica, também se desenvolve o tubo coclear, que é responsável pela audição.

Dentro do tubo coclear, células especializadas chamadas células ciliadas se desenvolvem e são responsáveis pela detecção de estímulos sonoros. Os axônios dessas células se agrupam para formar o nervo coclear, que transmite as informações auditivas para o tronco encefálico e posteriormente para o córtex auditivo no cérebro.

41.3 DESENVOLVIMENTO DO SISTEMA SOMATOSSENSORIAL

O sistema somatossensorial, responsável pela percepção do tato, temperatura e propriocepção, se desenvolve a partir de uma interação complexa entre o ectoderma e o mesoderma subjacente.

No início do desenvolvimento, células precursoras sensoriais se diferenciam no ectoderma para formar as cristas neurais. Essas cristas neurais se dividem em vários grupos de células que darão origem aos diferentes tipos de receptores sensoriais.

Esses grupos de células se desenvolvem e migram para diferentes partes do corpo, onde se diferenciam em células sensoriais específicas, como os corpúsculos de Meissner, os corpúsculos de Pacini e os receptores de temperatura. Os axônios dessas células sensoriais se estendem até a medula espinhal, onde ocorre a transmissão das informações sensoriais para o cérebro.

CONCLUSÃO

O desenvolvimento embrionário do sistema sensorial é um processo complexo que envolve a formação de órgãos sensoriais especializados e a conexão com o sistema nervoso central. A formação dos olhos, ouvidos e receptores sensoriais táteis e proprioceptivos é fundamental para a percepção do ambiente e a interação com o mundo ao nosso redor. O entendimento desses processos de desenvolvimento é essencial para compreender as anomalias sensoriais congênitas e o funcionamento normal do sistema sensorial humano.

Figura 41.1: Representação esquemática da morfogênese inicial do olho

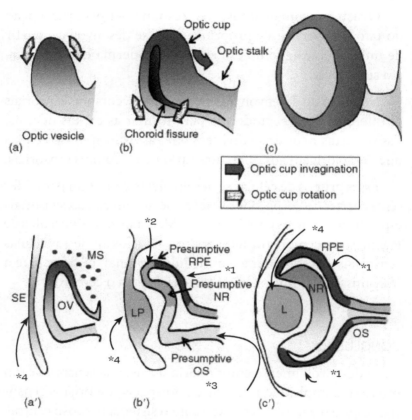

Observe que em (a) a vesícula óptica aparece como uma saliência do tubo neural anterior. (b) O dobramento do neuroepitélio distal e ventral gera o cálice óptico e a fissura óptica (coroides). (c) A fissura óptica sela e uma concha ocular esférica se forma. (a') O neuroepitélio da vesícula óptica é composto por células que são morfológica e molecularmente indistinguíveis. (b') À medida que a vesícula se dobra, o neuroepitélio dorsal especifica como presumível EPR (*1), a região distal como presumível retina neural (*2), enquanto a porção ventral como haste óptica (*3). O ectoderma superficial engrossa formando o placódio da lente (*4). (c') O dobramento completo da vesícula resulta em um cálice óptico, onde o EPR envolve completamente a retina neural. L, lente; LV, vesícula do cristalino; MS, mesênquima; NR, retina neural; OS, haste óptica; OV, vesícula óptica; EPR, epitélio pigmentar da retina; SE, ectoderma superficial. (https://www.sciencedirect.com/topics/biochemistry-genetics-and-molecular-biology/eye-development).

CAPÍTULO 41   303

Figura 41.2: Formação a íris

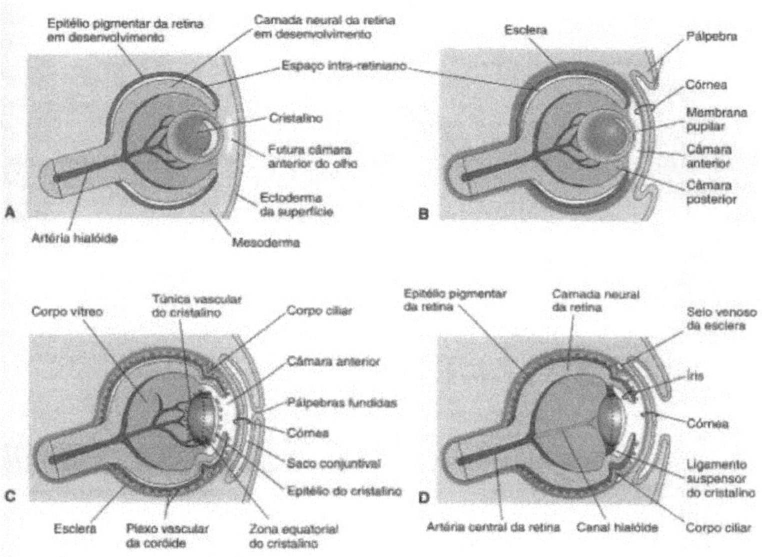

A partir das imagens A, B, C e D, pode-se observar que a íris se desenvolve da borda do cálice óptico e que recobre parcialmente o cristalino. (https://www1.ibb.unesp.br/Home/Departamentos/Morfologia/desenvolvimento-dos-olhos.pdf)

Figura 41.3: Origem e migração das NCC cranianas para a região periocular durante o desenvolvimento do olho em pintos

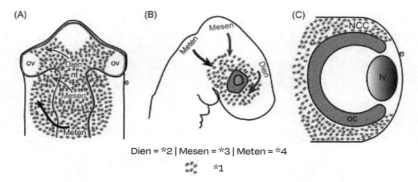

Dien = *2 | Mesen = *3 | Meten = *4
*1

Em (A) no estágio de 12 somitos, NCC (*1) originárias da região do tubo neural entre o diencéfalo rostral e o metencéfalo migram lateralmente durante o estágio de vesícula óptica do desenvolvimento do olho. As setas representam as populações das regiões diencefálica (*2), mesencefálica (*3) e metencéfala (*4). (B) No dia embrionário 2, NCC das três regiões coalescem na região periocular, mas evitam a vesícula óptica invaginante e a presumível região do cristalino. (C) Representação de um corte transversal através de um olho rudimentar em E3 mostrando a vesícula do cristalino e o cálice óptico circundados por NCC e ectoderma. ov, vesícula óptica; nt, tubo neural; e, ectoderma; oc, copo óptico; lv, vesícula do cristalino; NCC, células da crista neural na região periocular. (https://www.sciencedirect.com/topics/biochemistry-genetics-and-molecular-biology/eye-development).

Figura 41.4: As fases do desenvolvimento embriológico do olho

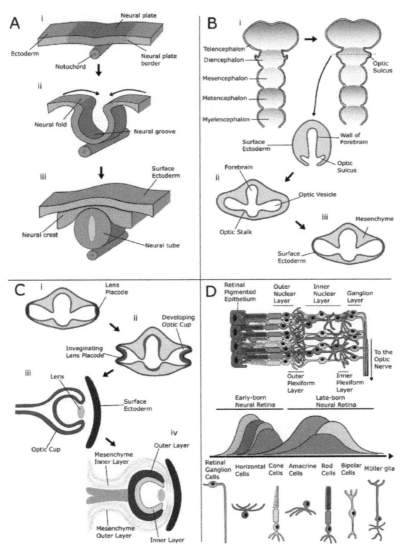

(A) O primeiro estágio do desenvolvimento é a formação do tubo neural. (Ai) A notocorda estimula a placa neural a ser puxada para dentro do ectoderma. (Aii, Aiii) As dobras neurais se encontram e se fundem, criando o tubo neural e crista neural. (B) A formação da vesícula

óptica. (Bi) O tubo neural desenvolve-se em cinco vesículas. (Bii) O sulco óptico cresce lateralmente a partir do diencéfalo, alargando a área distal para formar a vesícula óptica e beliscar a área proximal para formar a haste óptica. (Biii) O sulco óptico continua a crescer até atingir o ectoderma superficial. (C) Desenvolvimento do olho maior estruturas. (Ci) A área da superfície do ectoderma tocando a vesícula óptica engrossa e forma o código da lente. (Cii) O placódio do cristalino então invagina, antes de se desprender do ectoderma da superfície para se tornar a lente. (Ciii) Essa invaginação resulta em uma estrutura de cúpula óptica de dupla camada. (Civ) A camada externa mais tarde se torna o epitélio pigmentado da retina, enquanto a camada interna se desenvolve na retina neural. O mesênquima circundante ajuda a formar estruturas como a córnea, coroide e corpo ciliar. (D) A retina é uma estrutura laminada que consiste em muitas células diferentes, que podem ser divididos em neurônios prematuros e neurônios tardios. Os primeiros neurônios nascidos incluem células ganglionares da retina, células horizontais, células cone e células amácrinas, enquanto os neurônios tardios consistem em bastonetes, células bipolares e células gliais de Müller. Estes estão interligados nas diferentes camadas da retina, incluindo a camada nuclear externa, a camada plexiforme externa, a camada nuclear interna camada, a camada plexiforme interna e a camada ganglionar.
(https://www.researchgate.net/publication/352868086_The_Role_of_Small_Molecules_and_Their_Effect_on_the_Molecular_Mechanisms_of_Early_Retinal_Organoid_Development).

Figura 41.5: Desenvolvimento precoce da orelha: indução de placoide ótico e formação de vesícula ótica

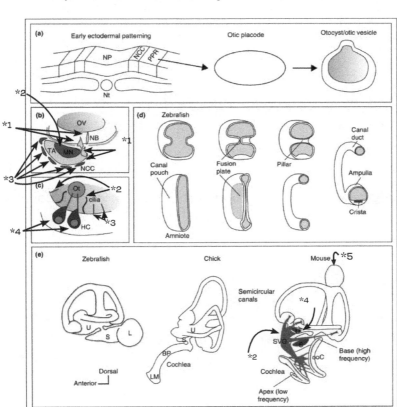

Ilustrações esquemáticas dos vários estágios de desenvolvimento da orelha destacados no texto (sem escala). Veja o texto para detalhes do progresso na compreensão dos mecanismos de desenvolvimento que padronizam cada uma dessas etapas. (a) Formação do PPR, placódio ótico e otocisto (vesícula ótica) a partir do ectoderma craniano. O otocisto é a fonte de quase todos os tipos de células da orelha madura (F). (b) Neurogênese ótica: os neuroblastos são especificados a partir do epitélio da vesícula ótica, mas delaminam-se a partir dele e se acumulam abaixo da orelha em uma população amplificadora de trânsito (∗1). Os neurônios (∗2) se diferenciam dessa população e inervam as células ciliadas sensoriais no epitélio ótico sobrejacente. O gânglio se desenvolve em estreita associação com as células da crista neural (∗3), que dão origem à glia. (c) Formação precoce de otólitos na vesícula ótica do peixe-zebra. Pelo menos três populações distintas de cílios podem ser distinguidas: cinocílios de células ciliadas imóveis (∗4), que prendem o otólito em estágios iniciais; cílios móveis (∗2) nas proximidades das células ciliadas sensoriais, que não se ligam ao material otolítico, e cílios

imóveis mais curtos (*3). (d) Comparação esquemática da formação do canal semicircular na orelha do peixe-zebra (linha superior) e uma orelha amniota generalizada (linha inferior). Um único canal é ilustrado para maior clareza. Os epitélios aderem a uma placa de fusão, da qual as células são limpas para fazer o ducto. O resultado final de ambos os eventos é o mesmo (imagem à direita), mas a placa de fusão é muito menor no peixe-zebra. (e) Esboços comparativos de orelhas internas de peixes-zebra adultos e embriões de filhotes e camundongos em estágio avançado. Células sensoriais (*4), neuronais (*2) e reguladoras da endolinfa (*5) são mostradas para a orelha do camundongo. Abreviaturas: A, ampola; BP, papila basilar; HC, célula ciliada; L, lagena; LM, mácula lagenar; MN, neurônios em maturação; NB, neuroblastos; NCC, células da crista neural; NP, placa neural; Nt, notocorda; ooC, órgão de Corti; Ot, otólito; OV, vesícula ótica; PPR, região pré-placodal; S, sáculo; SVG, gânglio espiral e vestibular; TA, população amplificadora de trânsito de neuroblastos; U, utrículo.
(https://www.sciencedirect.com/science/article/pii/S0959437X15000180).

Figura 41.6: Origem e morfogênese da cóclea embrionária de camundongos

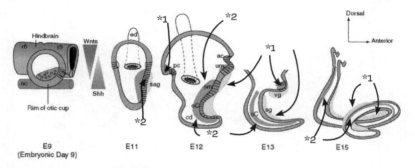

Hindbrain (cérebro posterior); Rim of otic cup (borda do copo ótico).
O placódio ótico se origina adjacente aos rombômeros 5 e 6 e se aprofunda para formar a taça ótica. O rombencéfalo e a notocorda geram fontes de Wnts e Sonic hedgehog (Shh) que dão polaridade dorsal-ventral ao ouvido interno. O assoalho ventral da taça ótica é um domínio neurossensorial que gera neuroblastos (*1) que colonizam o gânglio estatoacústico e primórdios sensoriais (*2). Os estágios da morfogênese coclear são mostrados esquematicamente para a metade medial do otocisto, que é retratado como se fosse seccionado ao meio ao longo do plano parassagital. cd, ducto coclear; ed, ducto endolinfático; ac, crista anterior; nc, notocorda; oC, órgão de Corti; pc, crista posterior; r, rombomero; sag, gânglio estatoacústico; sg, gânglio espiral; sm, mácula sacular; um, mácula utricular; vg, gânglio vestibular. O estadiamento da orelha do camundongo é baseado no trabalho de Morsli H, Choo D, Ryan A, Johnson R e Wu DK (1998) Desenvolvimento da orelha interna do camundongo e origem de seus órgãos sensoriais. Journal of Neuroscience.
(https://www.sciencedirect.com/topics/neuroscience/otic-placode).

Figura 41.7: Visão geral do desenvolvimento inicial, anatomia e os principais subtipos de neurônios somatossensoriais DRG

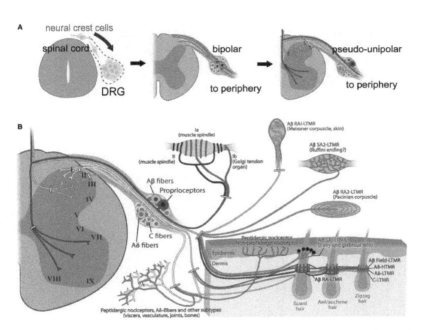

Spinal cord (medula espinhal), neural crest cells (células da crista neural), bipolar (bipolar) to periphery (para a periferia), psudo-unipolar (psudounipolar), to periphery (pra a periferia), fibers (fibras) proprioceptors (proprioceptores), muscle spindle (fuso muscuar), Golgi tendo organ (órgão tendinoso de Golgi), Meissner corpuscle, skin (corpúsculo de Meissner, pele), Pacinian corpuscle (corpúsculo de Pacini), peptidergic noceptor (receptores peptidérgicos), Non-peptdergic nociceptor (receptores não peptidérgicos), guard hair (proteção capilar), auchene hair (auqênio capilar), Zigzag hair (ziguezague capilar), hair gland glabrous skin (glândula glabra capilar da pele), peptidergic nociceptors and other subtypes (víscera, vasculature, joints, bones) nociceptores peptidérgicos e outros subtipos (vísceras, vasculatura, articulações, ossos).

(A) Neurônios dos gânglios da raiz dorsal (DRG) derivam de células da crista neural que delaminam do tubo neural dorsal e coalescem para formar DRGs. Os roedores normalmente têm 30 ou 31 pares de DRGs; 8 pares de cervicais, 13 pares de torácicos, 5 ou 6 pares de lombares e 4 pares de DRGs sacrais. Os neurônios DRG nascentes assumem uma morfologia bipolar fusiforme, com axônios emanando de lados opostos do corpo celular. Uma protuberância axonal do tronco contendo os dois ramos axonais então se forma e se refina para assumir a morfologia pseudo-unipolar madura em forma de T por nascimento.
(B) Os corpos celulares dos neurônios somatossensoriais residem no DRG, adjacente à medula espinhal. Os neurônios DRG têm uma morfologia pseudo-unipolar com ramos axonais que se

estendem tanto para a periferia quanto para a medula espinhal. Os principais órgãos terminais periféricos formados por subtipos de neurônios DRG são ilustrados à direita, e os padrões de laminação da medula espinhal gerais, embora simplificados demais, de suas projeções centrais também são mostrados. Observe que as fibras Aδ LTMR e os proprioceptores também possuem ramos centrais com múltiplos colaterais que se estendem ao longo do eixo rostral-caudal da medula espinhal e um ramo adicional que sobe pela coluna dorsal, frequentemente atingindo os núcleos da coluna dorsal do tronco cerebral.
(https://www.sciencedirect.com/science/article/pii/S0896627321006589).

Figura 41.8: Sensilas em deuterostômios: desenvolvimento sensorial

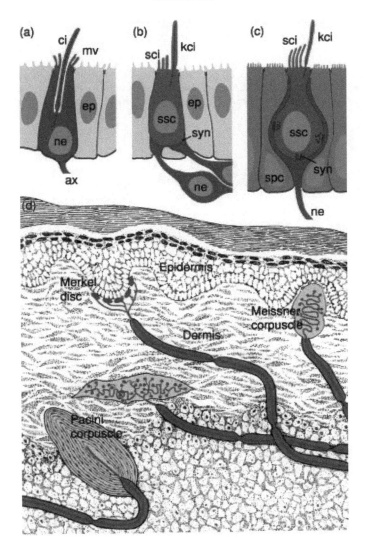

Merkel disc = disco de Merkel, Epidérmis = epiderme, Meissner corpuscle = corpúsculo de Meissner, Dermis = derme, Pacini corpuscle = corpúscuo de Pacini.
(a) Neurônio sensorial ciliado primário (ne) na epiderme ascídia. (b) Célula sensorial secundária (célula ciliada; ssc) na linha lateral do peixe, formando contato sináptico (syn) com neurônios bipolares (ne). (c) Célula ciliada da orelha de vertebrado. As células ciliadas

têm especializações apicais derivadas de microvilosidades (estereocílios, sci) e de cílios (cinocílios, kci). No ouvido interno dos vertebrados, as células ciliadas são cercadas por células de suporte especializadas (spc). (d) Os mecanorreceptores em vertebrados (verde) estão localizados nas camadas profundas da pele (derme) e se desenvolvem a partir de células mesodérmicas contatadas por dendritos sensoriais (vermelho) de neurônios localizados nos gânglios da raiz dorsal. ax., axônio; ci, cílio; ep, célula epidérmica; mv, microvilosidade. ((a, b) Adapted from Bone, Q., Ryan, K.P., 1978. Cupular sense organs in Ciona (Tunicata: Ascidiacea). J. Zool. Lond. 186, 417-429. (c) Adapted from Bullock, T.H., Orkand, R., Grinnell, A., 1977. Introduction to nervous systems. W.H. Freeman, San Francisco. (d) Adapted from Pansky, B., Delmas, J. A., 1980. Review of Neuroscience. Macmillan Publishing, New York.). (https://www.sciencedirect.com/topics/medicine-and-dentistry/pacini-corpuscle).

BIBLIOGRAFIA

BARINI, Ricardo (Orgs.). **Medicina Fetal:** Da Embriologia Ao Cuidado Neonatal. Rio De Janeiro: Guanabara Koogan, 2010.

CARLSON, B. M. **Embriologia Humana E Biologia Do Desenvolvimento.** 5a Ed., Rio De Janeiro, Elsevier, 2014.

CASTILLO-ROMERO, M.E. Et Al. **Embriologia:** Biologia Do Desenvolvimento. 1a Ed. Tradução, São Paulo, Látria, 2005.

CATALA, M. **Embriologia, Desenvolvimento Humano Inicial.** 1a Ed. Rio De Janeiro: Editora Guanabara Koogan, 2003.

DUMM, C. G. **Embriologia Humana** – Atlas E Texto. 1a Ed. Rio De Janeiro: Editora Guanabara Koogan, 2006.

FERNANDEZ, Casimiro Garcia; GARCIA, Sônia Maria Laner De. (Orgs.) **Embriologia.** Porto Alegre: Artmed, 2012.

GARCIA, S. M. L.; GARCIA Fernández, C. **Embriologia. 3ª** Ed. Porto Alegre: Artmed, 2012.

GILBERT, S. F. **Developmental Biology.** 9a Ed. Massachusetts, Sinauer Associates, Inc. 2010.

HIB, J. **Embriologia Médica.** 8a Ed. Rio De Janeiro: Editora Guanabara Koogan, 2007.

MAIA, George D. **Embriologia Humana.** São Paulo: Atheneu, 2007.

MOORE, K. L., PERSAUD T. V. N. **Embriologia Clínica.** 9ª Edição. Elsevier, 2012.

MOORE, K. **Embriologia Básica.** 8ª Edição. Elsevier, 2013.

SADLER, T. W. Langman. **Embriologia Médica.** 14ª. Ed. Rio De Janeiro: Guanabara-Koogan, 2021.

SCHOENWOLF, G. C. Larsen. **Embriologia Humana.** 4 Ed. Rio De Janeiro: Elsevier, 2009.

TORCHIA, M. G.; PERSUAD, T. V. N.; MOORE, K. L. **Embriologia Básica.** 8ª Ed. Rio De Janeiro: Elsevier, 2013.

WOLPERT, L.; Jessell, T.; LAWRENCE, P.; MEYEROWITZ, E.; ROBERTSON, E.; SMITH, J. **Princípios De Biologia Do Desenvolvimento.** 3ª Ed. Porto Alegre: Artmed, 2008.